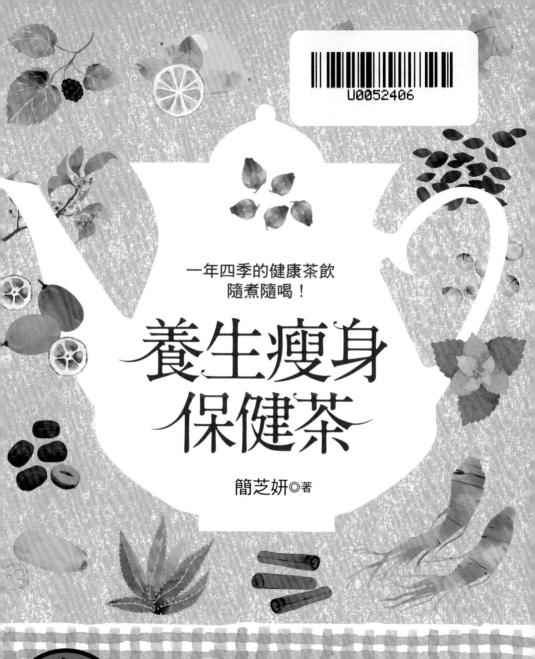

一年四季的健康茶飲
隨煮隨喝！

養生瘦身
保健茶

簡芝妍◎著

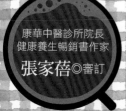

康華中醫診所院長
健康養生暢銷書作家
張家蓓◎審訂

清晨一杯
清爽無負擔

午後一杯
疲勞頓消解

晚上一杯
安眠好入睡

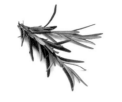

一年四季守護健康的美味茶飲

生活在亞洲的人們，對於茶飲應該都不陌生。

一杯熱茶，不但能團聚人心，也是生活與民情的縮影。

從古早年代，人們種植茶葉，將茶葉採摘下來，曬乾製茶，然後沖泡。千百年來，人們深深喜歡上茶飲的滋味，茶於是走入了人們的生活中。現在人們對於茶飲的概念已經有所改變，「茶」不再只是用茶葉浸泡出來的飲品，任何草藥泡出來的飲品也都可被稱為茶飲。

所謂的保健茶飲就是將具有保健功能的蔬菜、水果、堅果、花卉或中草藥材料，與茶葉一起沖泡或煎煮的茶飲。具有保健身體機能，甚至有醫治疾病與預防的作用。運用保健茶飲來進行身體的保養，自古至今都是很受歡迎的健康風潮。

保健茶飲在古籍中即有記載，有悠久的傳統歷史，在歷代的醫藥叢書及茶書中，都有記載關於保健茶飲的製作。早在三國時期，人們就已經開始運用生米、生薑與茶葉以水浸泡過後烹煮的茶飲來保健身體，生薑茶也是讓劉備的部隊保持強健體力的祕密武器。

然而一般人對於自己烹煮茶飲總有抗拒心，「看起來好像很難！」「不知道什麼症狀該煮什麼茶飲！」「萬一失敗

了怎麼辦？」……大家大概都會有上述的疑慮吧！

　　許多有功效的保健茶飲通常都被認為不好喝，或總被人們當作難以入口的藥飲。人們對於自己調製保健茶飲也感到陌生，總認為這是艱難又專業的知識，如果沒有中藥或醫藥的背景，恐怕無法勝任茶飲的烹煮製作。但真是這樣嗎？

　　本書從實用的角度出發，針對生活中常見的小症狀或困擾，設計出各種適用於一年四季、各種生活症狀的保健茶飲。更特別選擇與介紹容易購買的材料，及各種能夠簡易製作的步驟，主要的用意就是希望讓大家能方便在家中自己沖泡或烹煮。

　　只要動手嘗試，您將發現自己煮茶竟是如此簡單！您也會發現許多茶飲既有保健的功能，同時也非常美味可口。這本書是獻給那些希望能好好照顧自己，也喜歡自己動手煮東西的人。祝福大家有一個愉快又舒服的品茶之旅！

簡芝妍

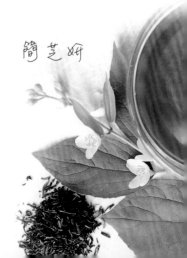

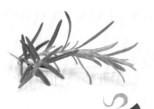

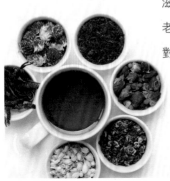

Contents

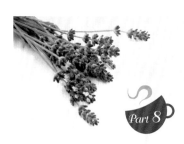

Contents

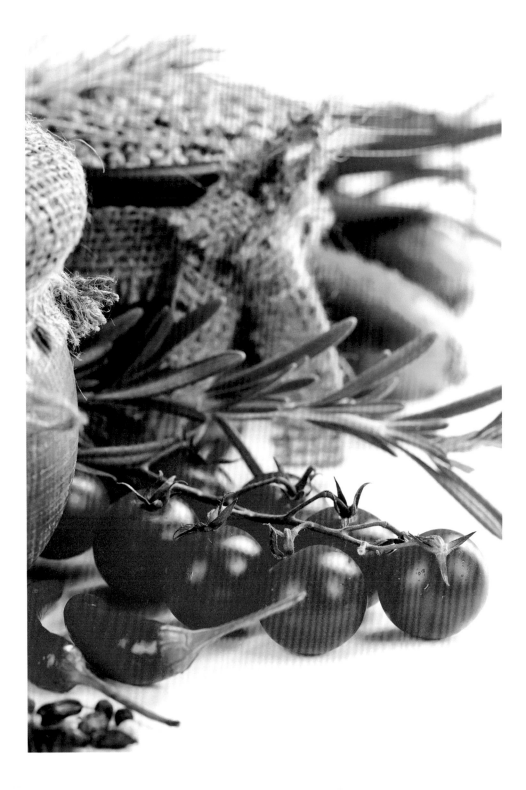

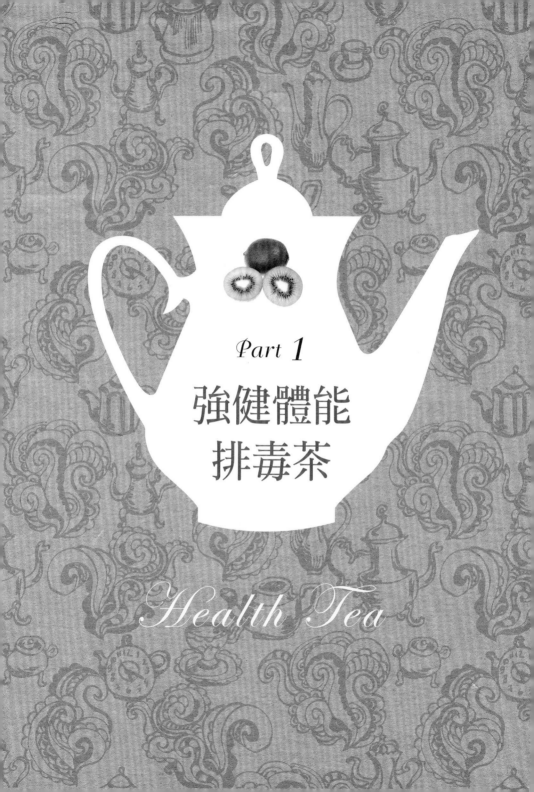

Part *1*

強健體能
排毒茶

Health Tea

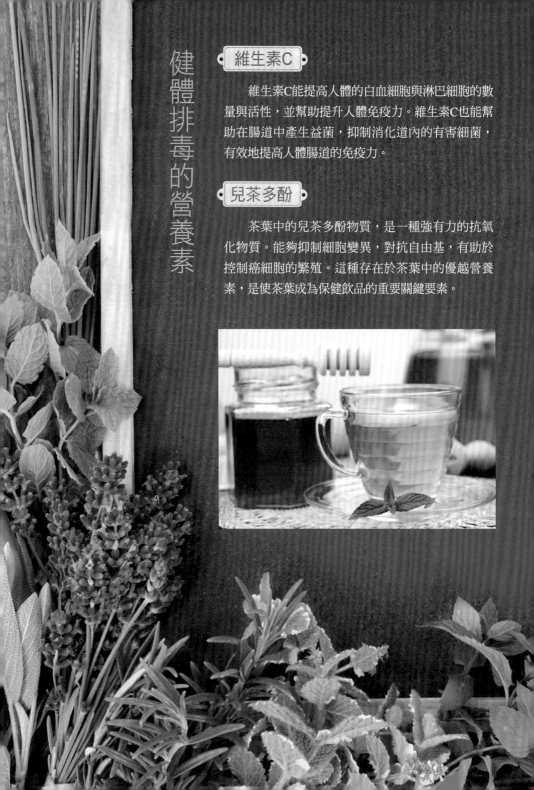

健體排毒的營養素

·維生素C·

維生素C能提高人體的白血細胞與淋巴細胞的數量與活性，並幫助提升人體免疫力。維生素C也能幫助在腸道中產生益菌，抑制消化道內的有害細菌，有效地提高人體腸道的免疫力。

·兒茶多酚·

茶葉中的兒茶多酚物質，是一種強有力的抗氧化物質。能夠抑制細胞變異，對抗自由基，有助於控制癌細胞的繁殖。這種存在於茶葉中的優越營養素，是使茶葉成為保健飲品的重要關鍵要素。

紅茶具有很強的抗氧化能力，能幫助延緩衰老。紅茶屬於全發酵茶，具有優越的抗癌功效，還有助於預防心血管疾病。多喝些紅茶不僅能幫助消化，還有溫暖胃腸的作用。體力虛弱的人尤其應該多喝些紅茶，喝時在紅茶內加些糖，能幫助增加身體能量，有效補充營養，使體力增強。茶葉的品種、種植方式、土質、氣候、濕氣、採收時間、製茶技術等都會影響茶葉的品質，購買時最好請店家試泡，並選擇甘醇、不苦澀為佳。

奇異果

長久以來，奇異果被視為是抗癌食物，其中含有豐富維生素A與C、果膠、檸檬酸、黃酮類等物質，能幫助清熱止渴。奇異果中的多種營養素能幫助促進新陳代謝，延緩老化，增強體質。奇異果中的抗癌營養物質，更能抑制致癌物質的生長繁殖，是使人體質強健的水果。購買奇異果時要選肉較軟的，因堅實的較酸，放三天即成熟可食。

當歸

當歸是漢方中非常有名、使用率也相當高的一種藥材。當歸中含有豐富微量元素，能擴張毛細血管，促進血液循環，能發揮活血的功效。當歸中含有豐富維生素A、維生素B_{12}、維生素E等多種維生素，還有人體必需胺基酸、不飽和脂肪酸、亞油酸等營養素，能促進人體新陳代謝和內分泌功能，也是最優良的補血藥材之一。當歸選購以身幹較大、根頭肥大、分枝較少者為佳。

甘草

甘草是一味解毒良方，對於身體內部堆積的毒素，能發揮清理的功能。甘草能有效降低血清中的膽固醇，具有潤肺與滋養胃腸的功效。對於止痛與舒緩疼痛也有很好的幫助。選購甘草時要選帶皮者，因帶皮的甘草具有香氣，味甜而特別。

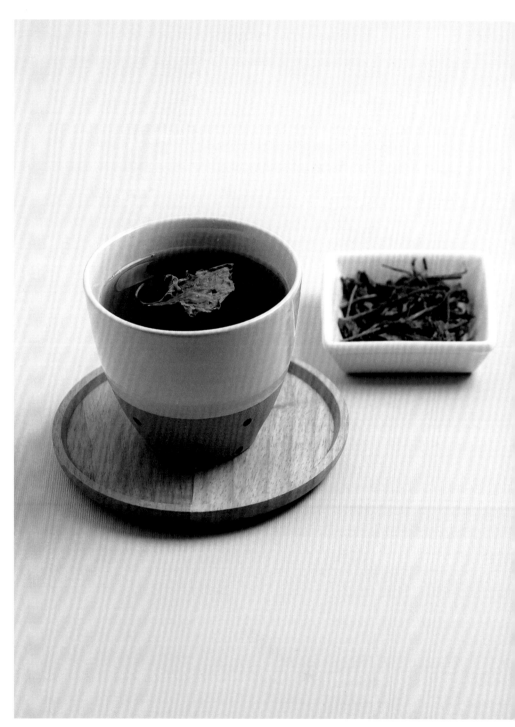

清熱、預防病毒感染的護身茶

魚腥草板藍根茶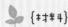

{材料}

乾燥魚腥草……70公克
板藍根……25公克

貼心小提醒

身體屬於虛寒症者，
或身體有外瘍者要
避免飲用。

{作法}

1 將板藍根與魚腥草洗淨，放入鍋中加
入500毫升的水。

2 以大火煮滾，再轉小火煮約20分鐘，
即可取汁飲用。

魚腥草具有優越的排毒功效，能清除體內堆
積的毒素；板藍根具有清熱功能，能排除體
內的毒素，並調解上火現象。魚腥草、板藍
根煮成的茶飲，對於有感冒症狀也有功效，能幫助緩和
咳嗽與病毒侵襲。對於滋潤肺部與調養肺部功能也有絕
佳功效。煮好後可冷藏在冰箱，保存期限約一週。

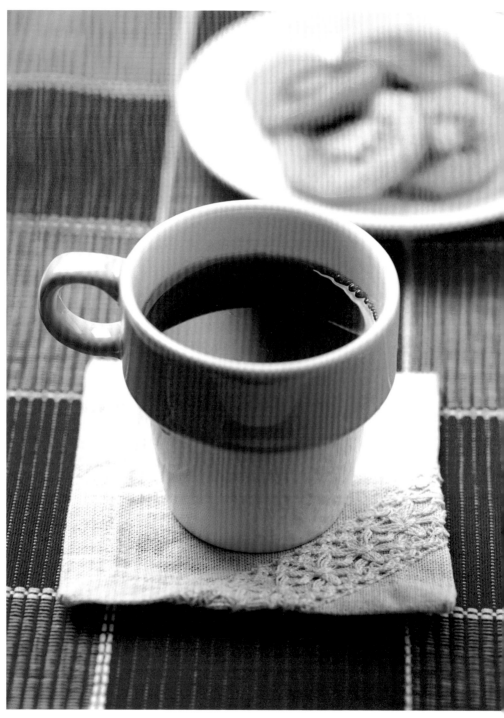

清潔腸道的好幫手

奇異果紅茶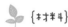

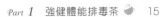
貼心小提醒

奇異果屬於寒涼食物，容易腹瀉與頻尿者，或脾胃虛寒者要避免飲用；女性經期血量過多者也要避免。

【材料】

綠奇異果……100公克
紅茶葉……5公克

【作法】

1 將奇異果洗淨，去皮後切片狀。

2 將紅茶葉以300毫升滾水沖泡成茶汁，
　再放入奇異果片，以小火煮3分鐘後，
　即可熄火飲用。

奇異果中含有維生素C與維生素A，並含有豐富礦物質群、鈣質與鐵質，能有效增強人體免疫力，有防癌功效。與充滿維生素的紅茶一起泡製茶飲，能發揮解毒功效，潔淨腸道，使身體強健有活力。

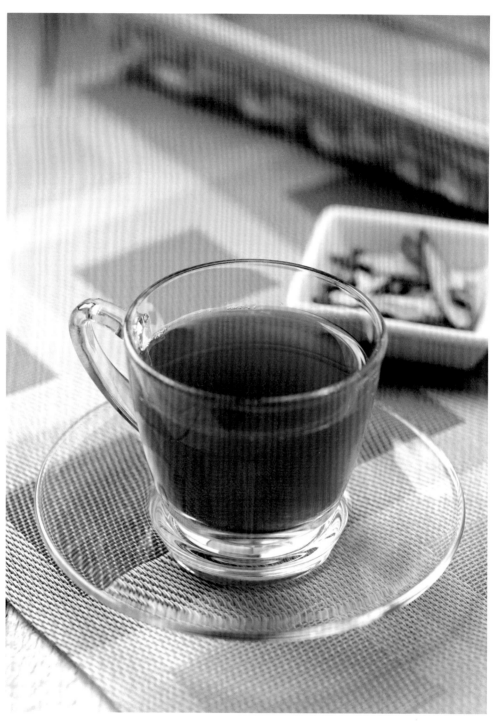

討人喜愛的酸甜強健茶

烏梅甘草茶

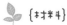 {材料}

烏梅……20公克
甘草……5公克
綠茶葉……3公克

貼心小提醒

身體出現濕氣堆積引起腫脹症狀者，要避免飲用。感冒有發熱症狀、有咳嗽多痰患者或腸炎患者；女性月經期間，及產前與產後的孕婦，也要避免飲用。

{作法}

1 將烏梅與甘草放入鍋中，加入300毫升水，以大火煮滾。

2 再加入茶葉一起煮，以小火煮10分鐘，去除茶渣後即可取汁飲用。

烏梅能幫助抑制身體內的病毒發揮活性，對於多種癌症具有優越解毒與抗癌功效，烏梅並能提高人體的免疫力；甘草能清熱解毒，二者一起烹煮的茶飲可幫助強健身體，有助於建立身體的抵禦力。

解毒、活化細胞的消火茶

蒲公英綠茶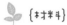

貼心小提醒

體質虛寒者、身體濕
氣堆積引起腫脹症狀
者,要避免飲用本
茶飲。

🌿 {材料}

甘草……2公克
乾燥蒲公英……15公克
綠茶葉……3公克
蜂蜜……10公克

🥄 {作法}

1 將甘草與蒲公英洗淨,加入300毫升水,以大火
  煮滾10分鐘。

2 再將綠茶葉與蜂蜜加入,以小火煮2分鐘,即可
  取汁飲用。

蒲公英是一種防禦力強健的藥草,含有蒲
公英素及膽鹼、有機酸、菊糖、葡萄糖、
維生素群、胡蘿蔔素等多種營養活性成
分,礦物質含量也很驚人,長久以來具有優越的解毒
功效。蒲公英搭配能夠解毒的甘草、能提升人體免疫
力的綠茶一起煮成茶飲,能帶給人強健的體能,對於
預防癌症與病毒感染等有積極的功效。

紓壓解憂的活力茶

白蘿蔔泥綠茶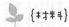

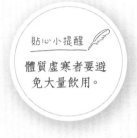
貼心小提醒

體質虛寒者要避
免大量飲用。

🌿 {材料}

新鮮白蘿蔔……100公克
綠茶葉……5公克
鹽……適量

🥄 {作法}

1 白蘿蔔洗淨,連皮切片。

2 將白蘿蔔放入鍋中,加入300毫升鹽水,以大火煮滾
　後,轉成小火,加入綠茶葉後5分鐘即可取汁飲用。

　　　　　白蘿蔔中含有大量的維生素B群與豐富維生
　　　　素C,是紓解壓力的最優食材;水分與礦物
　　　　質群也很豐富,能幫助消除疲勞與平撫情
緒。白蘿蔔也具有清熱解毒的功效,能幫助舒緩頭痛
與感冒症狀。疲勞時飲用本茶飲可紓解疲勞與壓力帶
來的身體不適。

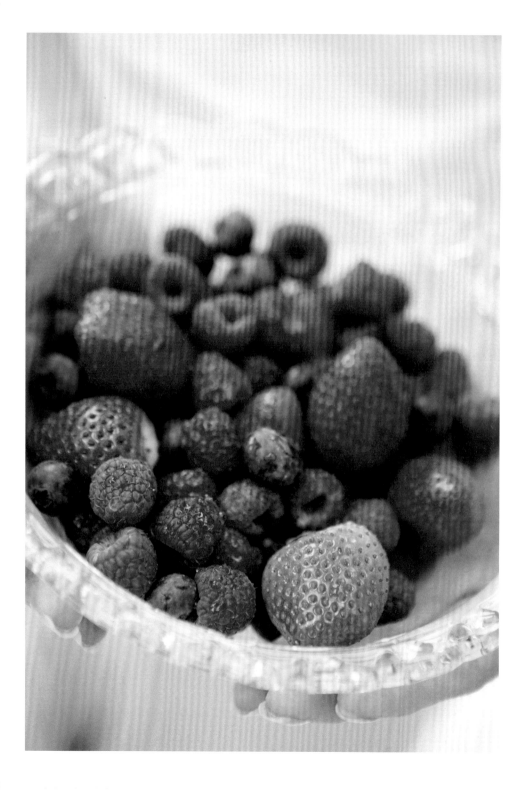

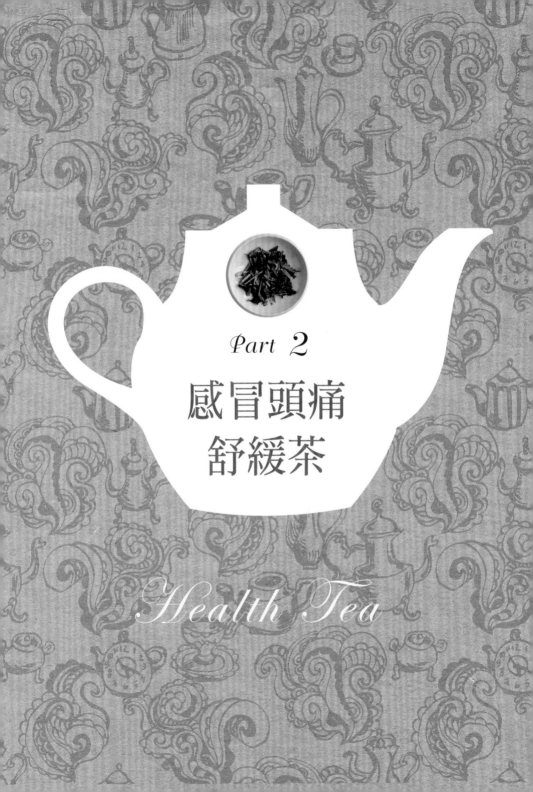

Part 2

感冒頭痛
舒緩茶

Health Tea

預防舒緩感冒的營養素

維生素C

維生素C是對抗、預防感冒的重要營養素，也是構成人體膠原蛋白的重要物質，當人體內的膠原蛋白合成充足時，就有足夠的能量來抵禦外來病毒的侵襲。

維生素C也是維持氣管與支氣管上皮細胞正常結構的重要物質，維生素C的攝取足夠時，就能強健支氣管與氣管的抗病能力，不容易引發感冒。

維生素C具有優越抗氧化能力，能抑制自由基產生，有效防止身體老化，可保護皮膚不受自由基的侵害，在感冒流行的季節不妨多補充維生素C來預防傳染。維生素C含量豐富的食物大多存在於柑橘類與各種水果中，蔬菜的含量也很高。

胡蘿蔔素

胡蘿蔔素有助於提高身體的抵抗力，是增強免疫功能的重要營養素，能增強人體內天生殺手細胞的數量，並有活化T淋巴細胞的能力。胡蘿蔔素對於呼吸道黏膜有很強的保護作用，經常攝取能增強抵抗感冒病毒的能力。

胡蘿蔔素含量較豐富的食物有紅色辣椒、胡蘿蔔、南瓜、番茄、洋蔥、紅棗、番薯、蘋果和柿子等。

維生素E

維生素E也是維護人體免疫力的重要營養素，能有效預防感冒與防止上呼吸道感染。經常攝取充足的維生素E，在感冒季節會降低感染感冒的機率。含有維生素E的食物有松子、花生醬、小麥芽、杏仁與葵花子等。

白木耳

白木耳中含有豐富蛋白質、脂肪、礦物質與碳水化合物等，具有強身健體的良好功效。白木耳中含有酸性多醣類物質，能增強身體免疫力，及身體對於癌細胞的控制能力，發揮抗病毒的效果。

白木耳並有幫助肝臟解毒的能力，能促使肝臟將體內的毒素與廢物排出體外，有效保護肝臟。白木耳還可提高人體對於原子輻射的防禦能力，有防止衰老的作用，並有助於積極防治心臟病、支氣管炎、腫瘤等症狀。

薑

薑中的薑油酮與薑辣素是使薑產生辛辣風味的主要營養素。平常多食用薑，對於抵抗力的提升非常有幫助。因感冒而發燒時，生薑能幫助驅寒發汗，有效趕走病毒的侵襲。在平日，薑也能發揮強身健體的功效，幫助溫熱身體，促進血液循環，並幫助抵禦病毒。食用薑時，不妨連皮一起食用，才能充分攝取薑的整體功效。

洋蔥

洋蔥也是一種能幫助對抗感冒病毒侵襲的蔬菜。洋蔥中含有微量元素硒，是一種抗氧化劑，能使人體產生大量谷胱甘肽。當人體中谷胱甘肽物質濃度較高時，就會減少癌症的發病機率。每天多食用一些洋蔥，能達到殺菌與預防感染的效果，同時有效提升免疫力。

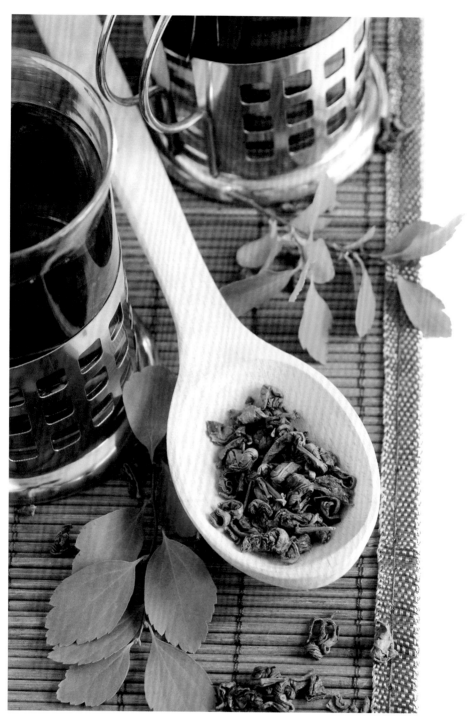

流感季節就喝這一帖

板藍根花茶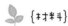

🌿 {材料}

板藍根……8公克
蒲公英……6公克
金銀花……6公克

🥄 {作法}

1 將板藍根、蒲公英與金銀花洗淨，放入鍋中，加入300毫升清水以大火煮。

2 煮滾後過濾渣質，即可倒入杯中趁熱飲用。

板藍根有清熱解毒的功效，能幫助對抗感冒病毒的侵襲，並改善感冒引起的頭痛、喉嚨痛，能積極的防治流行性感冒；蒲公英有解毒功效，金銀花能驅逐病毒引起的感冒風寒症狀。

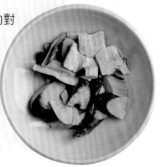

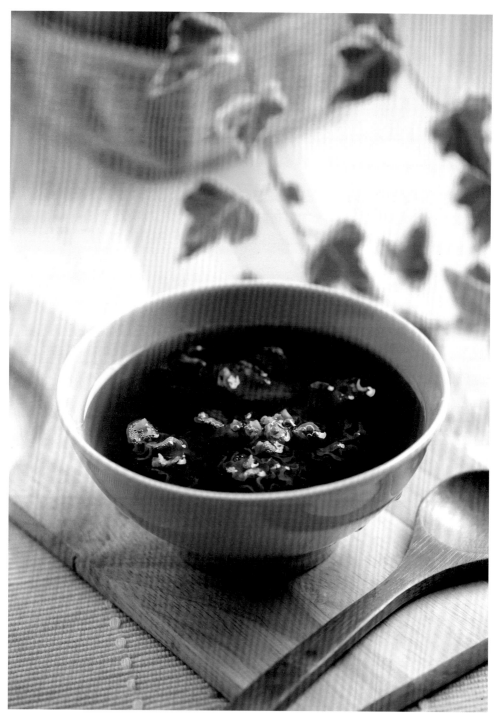

滋潤與解毒雙效合一

白木耳冰糖紅茶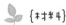

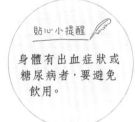

{材料}

白木耳……20公克
紅茶葉……4公克
冰糖……5公克

{作法}

1 將白木耳放入400毫升水中燉爛，加入冰糖調味。

2 茶葉放入100毫升開水中沖泡，茶汁倒入白木耳中食用。

茶葉中的兒茶多酚能抵禦感冒病毒，紅茶中的維生素與礦物質能溫熱身體，促進血液循環，使病毒有效代謝排出體外；白木耳有優越的解毒功效，能幫助清熱，排除身體發熱感冒症狀。本茶飲溫和滋潤，能增強身體的免疫力與抗病能力。

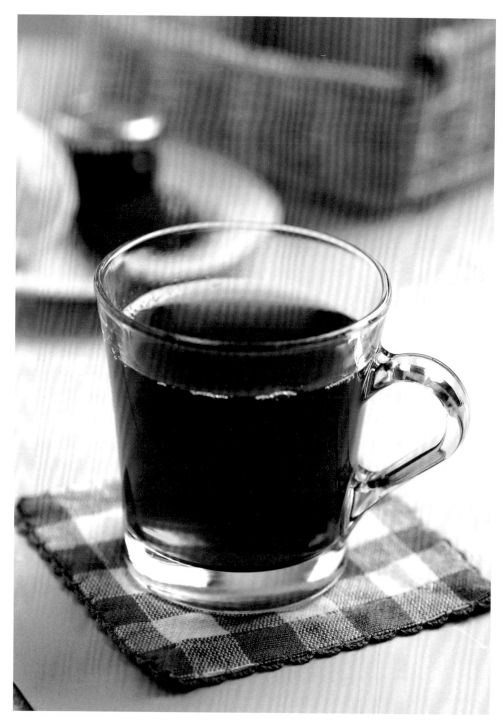

清除毒素與熱氣，增強抵抗力

梅乾紅茶 沖泡

🌿 {材料}

梅乾肉……1顆
紅茶葉……3公克

貼心小提醒

胃潰瘍、十二指腸潰瘍患者、腎臟炎、痛經症狀或麻疹患者要避免飲用。

🥄 {作法}

1 將梅乾肉切細絲。

2 將梅乾肉與紅茶葉混合放入茶杯中，加入250毫升滾水沖泡，約10分鐘即可取汁飲用。

梅乾紅茶中豐富的維生素C，能促進胃腸正常運作，天然多醣果膠可幫助清除腸道內的有害物質。梅子中的礦物質成分能增進食欲，具有促進新陳代謝的作用。梅乾搭配紅茶能溫熱身體，補充身體需要的維生素營養。這款茶飲能有效幫助驅寒，預防感冒。

辛辣的溫熱口感很補氣

生薑紅糖茶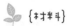

{材料}

紅茶葉……2公克
生薑……8公克
紅糖……適量

貼心小提醒

薑屬於熱性蔬菜,有肺
炎、肺結核、胃潰瘍、糖
尿病或痔瘡患者,要避
免飲用本茶飲。

{作法}

1 將生薑洗淨,切薄片。

2 將生薑、紅茶葉與紅糖放入鍋中,加入250毫升清
   水,以大火煮滾,再泡煮約5分鐘,取汁飲用即可。

功效　生薑中的薑辣素能幫助發汗生熱,有效止
咳並改善鼻塞症狀;紅茶中的礦物質能滋
補身體;紅糖中的鐵質能促進血液循環,
使身體溫暖、強健。平日多飲用生薑紅茶能為身體打
好基礎,預防與治療感冒。

幫助身體代謝的香味藥草

甜菊陳皮茶 沖泡

貼心小提醒
氣虛體弱患者要
避免飲用。

{材料}

陳皮……5公克
甜菊……20公克

{作法}

1 將陳皮與甜菊洗淨。

2 兩者放入杯中，加入250毫升滾水沖泡，靜置5分
鐘，即可取汁飲用。

功效　甜菊能增強胃腸消化力、促進消化道正常
運作，並有助於提升人體抵抗力；陳皮能
改善消化道的循環，有
助於代謝，並能刺激呼吸道黏
膜，幫助舒緩感冒引起的咽喉
疼痛狀況。

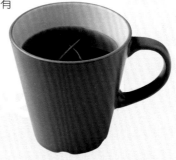

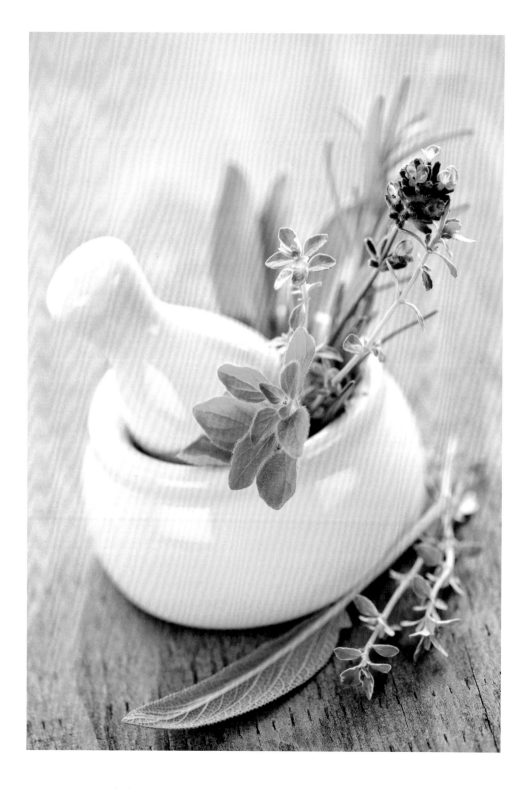

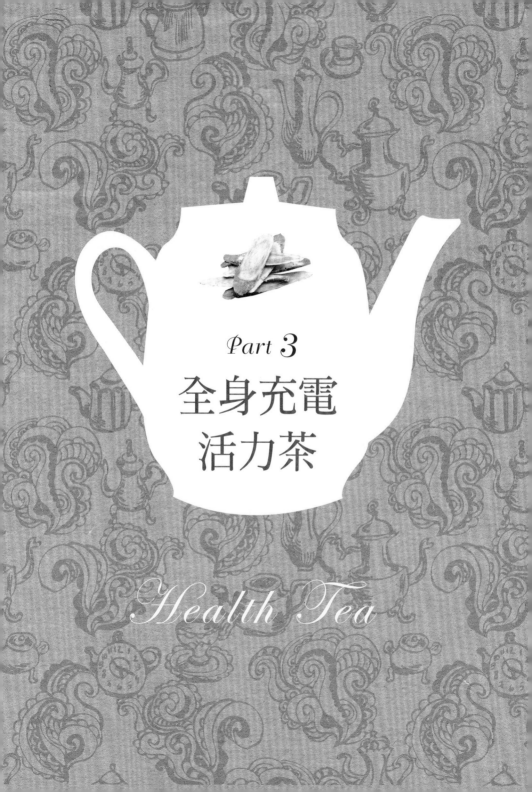

Part **3**

全身充電
活力茶

Health Tea

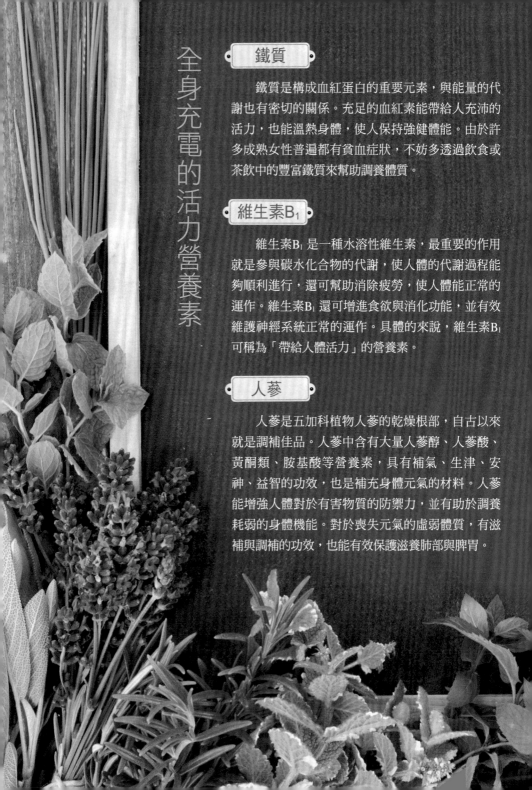

全身充電的活力營養素

鐵質

鐵質是構成血紅蛋白的重要元素，與能量的代謝也有密切的關係。充足的血紅素能帶給人充沛的活力，也能溫熱身體，使人保持強健體能。由於許多成熟女性普遍都有貧血症狀，不妨多透過飲食或茶飲中的豐富鐵質來幫助調養體質。

維生素B$_1$

維生素B$_1$是一種水溶性維生素，最重要的作用就是參與碳水化合物的代謝，使人體的代謝過程能夠順利進行，還可幫助消除疲勞，使人體能正常的運作。維生素B$_1$還可增進食欲與消化功能，並有效維護神經系統正常的運作。具體的來說，維生素B$_1$可稱為「帶給人體活力」的營養素。

人蔘

人蔘是五加科植物人蔘的乾燥根部，自古以來就是調補佳品。人蔘中含有大量人蔘醇、人蔘酸、黃酮類、胺基酸等營養素，具有補氣、生津、安神、益智的功效，也是補充身體元氣的材料。人蔘能增強人體對於有害物質的防禦力，並有助於調養耗弱的身體機能。對於喪失元氣的虛弱體質，有滋補與調補的功效，也能有效保護滋養肺部與脾胃。

黃耆

　　黃耆具有補氣的作用，能幫助消除疲勞，改善身體
血氣虛弱的現象，自古就是滋補身體的佳品。黃耆
中含有多醣體，能消除毒素對於身體的侵害，有效
保護身體細胞，防止細胞產生病變。黃耆具有優越
的排毒能力，能增強身體免疫力，幫助抗衰老，是補
氣與消腫的佳品，還有降低壞膽固醇之作用。

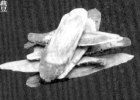

紅棗

　　紅棗自古就是滋補的良好食材。紅棗性溫和，具有養
血、補血、補脾胃的功效，對於氣血不足的人來說，
有助於恢復元氣；紅棗也是安神鎮定的佳品。紅棗
含有豐富的維生素群及礦物質群，糖類分量達百分
之六十五‧九，還有豐富的蛋白質與脂肪。紅棗的
維生素群營養中，以維生素C的含量最高。

　　紅棗能滋補體能，提高身體的免疫力，體力差與體質
虛弱者，經常食用紅棗可擁有較高的恢復力。此外，多食用紅棗也能幫助肝炎患者
有效恢復體能與精神。紅棗還有滋補胃腸的作用，對於胃腸虛弱的症狀具有補益與
改善的作用。

糯米

　　糯米是製作各種粥品的最佳穀類材料，也是具有高營養價值的中藥食補材。
　　糯米富含鐵質與多種維生素群，具有優越的溫補效果，多食用可使人身體強
健。體質虛弱、精神疲勞，或容易頭暈眼花的人，不妨多食用糯米，能有效幫助身
體恢復元氣。糯米也能改善胃腸虛冷，並有助於治療胃痛。

感受糯米的香甜與元氣
糯米紅茶 泡茶

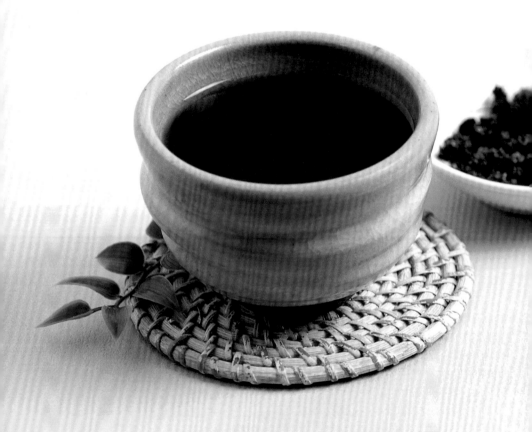

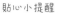

🌿 {材料}

糯米……20公克
紅茶葉……3公克

🥄 {作法}

1 將紅茶葉放入500毫升清水以大火煮沸,取紅
茶汁。

2 將糯米淘洗後放入鍋中,加入紅茶汁,再放
入電鍋,以煮飯方式煮至米熟,即可飲用。

糯米能補氣、改善身體虛弱的症狀,含
鐵質與微量元素,及多種維生素群,搭
配能滋補體力的紅茶葉所泡製的茶飲非
常溫和。糯米能提供體質虛弱者調養與滋補能量
的功效,對於抵抗力疲弱的人,也能改善體質,
增強人體抵抗力。

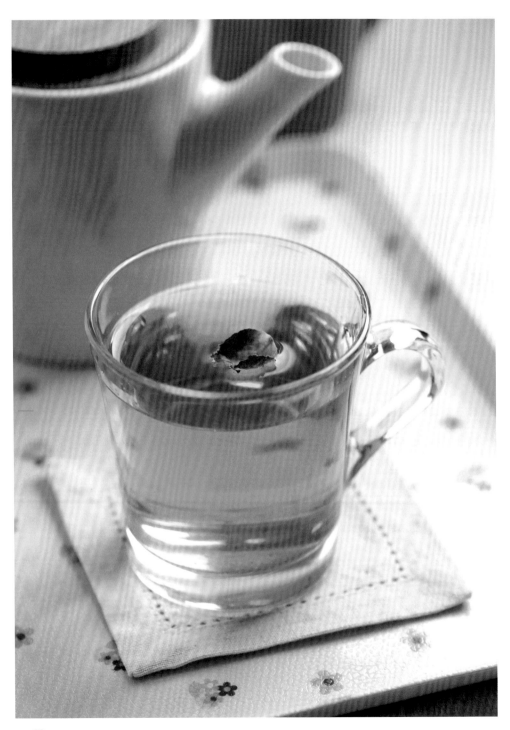

一口喝下最優越的補氣好營養

黃耆蜜茶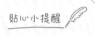

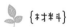 {材料}

黃耆……20公克
蜂蜜……適量

貼心小提醒

有感冒症狀或腸胃炎患者
要避免飲用。高血壓患者、
經常便祕、失眠、或有嘴破
的上火體質者,也要避
免飲用。

{作法}

1 在鍋中放入500毫升清水,將切片好的黃耆洗淨
後,放入鍋中以大火煎煮成濃汁。

2 加入蜂蜜調勻。

3 每次飲用時,取約10公克,加入溫開水沖泡即可。

 蜂蜜含有多種礦物質與維生素E,並含有人
體必需的胺基酸營養,同時含有活性蛋白
質。與同樣能滋補調養體能的黃耆一起烹
煮成茶飲,自古就是能增強抵抗力與免疫力的健康
好茶。多飲用此茶飲能補血益氣,改善體質虛弱,
並提升人體免疫力與代謝力。

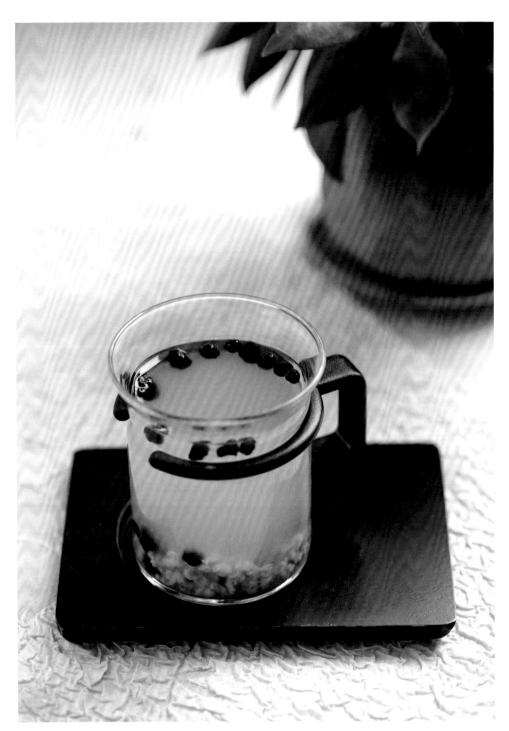

滋補強健叫我第一名

五味子茶 沖泡

貼心小提醒

麥門冬屬於性寒食材，能清除火氣與毒素，脾胃與腸虛寒的人要避免飲用。

【材料】

麥片……1大匙
麥門冬……2公克
五味子……7粒

【作法】

1 將麥門冬與五味子以清水快速洗淨後，瀝乾。

2 將所有材料放入杯子中，使用200毫升的滾水沖泡。

3 蓋緊杯蓋，燜約10分鐘後即可取汁飲用。

麥片含有豐富纖維質，並含有多種微量元素與維生素群；麥門冬能滋補內臟並調養氣血；五味子具有生津止渴作用，能消除火氣，滋養與恢復體力。這款茶飲能促進血液循環，消除疲勞，有助於恢復體力，使人充滿活力。

老祖先時代流傳至今的充電好茶

人蔘桂圓茶 沖泡

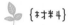 {材料}

人蔘……15公克
桂圓……30公克
綠茶葉……15公克

貼心小提醒

身體已發炎者、經期中的女性,或有感冒或發炎等症狀者,宜避免飲用。口乾舌燥、有便祕症狀的高血壓患者與腎臟功能低下者,也要避免飲用。

{作法}

1 將人蔘與桂圓切細碎狀。

2 將人蔘、桂圓與綠茶葉一起拌勻,以250毫升熱水沖泡,靜置5分鐘即可取汁飲用。

 人蔘中含有多種人體必需胺基酸,能強健身體,補充元氣,桂圓中的葡萄糖成分能滋補體能,使人恢復活力,多種礦物質成分能提高人體的氣血循環,這款茶飲還有助於滋潤肺臟,並幫助提升大腦的活力。

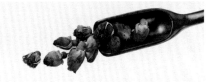

對肝臟有驚人的滋補效果

玫瑰枸杞茶 泡煮

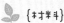
{材料}

玫瑰……3公克
西洋蔘……3公克
枸杞……3公克
紅棗……3公克
冰糖……少許

貼心小提醒

身體虛寒者不宜飲用
本茶飲,有感冒初期
症狀者也應避免
飲用。

{作法}

1 將所有材料洗淨(冰糖除外),放入鍋中,加入
300毫升清水,以大火泡煮。

2 煮滾後改成小火,加入冰糖,調勻即可取汁飲用。

西洋蔘中的營養成分,有助於滋補全身能
量,幫助恢復體力,對於促進與保護肝臟
功能也很有幫助;枸杞與紅棗中的維生素
C與多種維生素成分,能幫助增強人體免疫
力。玫瑰能幫助驅散身體中的風寒,發揮清
除病毒的功效,具有活血與滋補肝臟的功
效。本茶飲非常順口,可當作平日茶飲,
溫熱或冰涼飲用都合宜。

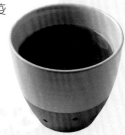

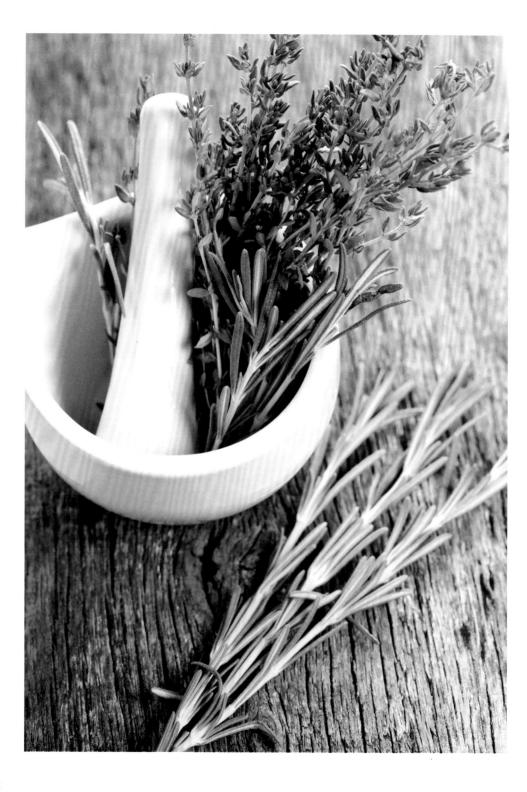

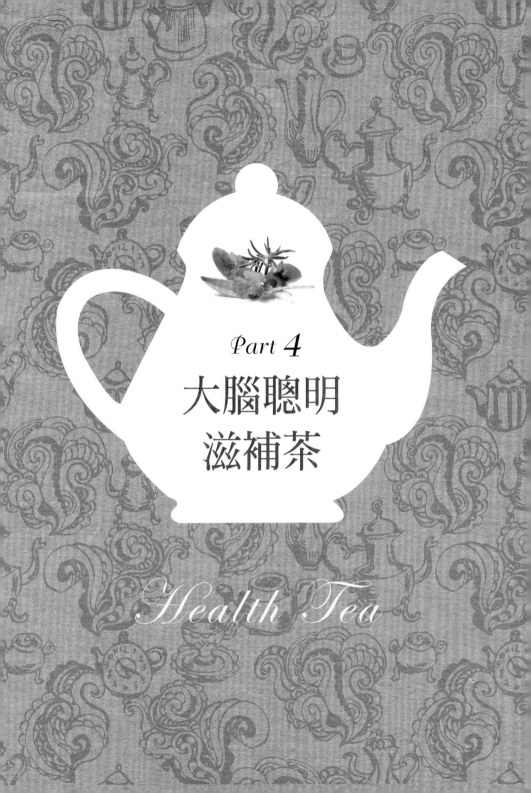

Part **4**

大腦聰明
滋補茶

Health Tea

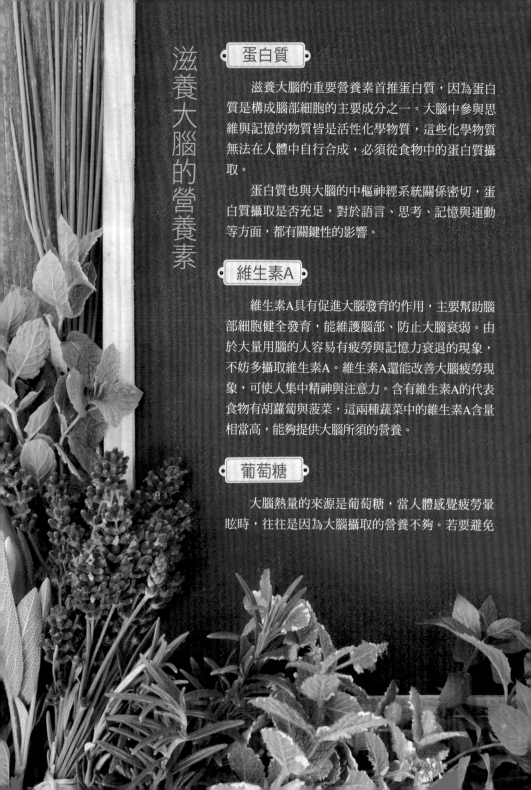

滋養大腦的營養素

蛋白質

滋養大腦的重要營養素首推蛋白質，因為蛋白質是構成腦部細胞的主要成分之一。大腦中參與思維與記憶的物質皆是活性化學物質，這些化學物質無法在人體中自行合成，必須從食物中的蛋白質攝取。

蛋白質也與大腦的中樞神經系統關係密切，蛋白質攝取是否充足，對於語言、思考、記憶與運動等方面，都有關鍵性的影響。

維生素A

維生素A具有促進大腦發育的作用，主要幫助腦部細胞健全發育，能維護腦部、防止大腦衰弱。由於大量用腦的人容易有疲勞與記憶力衰退的現象，不妨多攝取維生素A。維生素A還能改善大腦疲勞現象，可使人集中精神與注意力。含有維生素A的代表食物有胡蘿蔔與菠菜，這兩種蔬菜中的維生素A含量相當高，能夠提供大腦所須的營養。

葡萄糖

大腦熱量的來源是葡萄糖，當人體感覺疲勞暈眩時，往往是因為大腦攝取的營養不夠。若要避免

大腦產生疲勞，給予腦部源源不斷的葡萄糖營養素是必要的。當人體吸收足夠的葡萄糖，大腦記憶力就會提高，葡萄糖能幫助大腦運作，具有優良的補腦效益。由於大腦無法積存葡萄糖，必須要透過經常補充葡萄糖來提供大腦熱量。

鈣質

鈣質也是補腦的重要營養素。鈣質能使大腦持續保持動力，對於大腦發育具有重要的影響作用。鈣質還能維持神經系統的正常感應，幫助調節心跳與肌肉收縮，具有安定情緒的效果。鈣質除了能保持大腦活力，也能幫助消除焦慮心情，使人保持情緒穩定。

桂圓

桂圓含有豐富的維生素，具有補氣血的功能。冬季許多補湯與甜品，都採用桂圓作為材料，主要就是因為桂圓的滋補作用，能夠提供冬季所需要的溫熱養分，能夠緩解冬季容易犯的貧血症狀。冬季因為寒冷，也特別容易引起心律不整的症狀，而桂圓的舒緩作用，也可幫助治療心悸、失眠、健忘和脾虛現象。桂圓的果肉非常甜美，無論是曬乾食用或是新鮮食用，都散發著濃郁香甜的口感。桂圓性屬溫和，具有補心安神的作用，對於精神方面的症狀具有一定程度的功效。

桂圓中含有維生素C、蛋白質、蔗糖、葡萄糖、鐵質與鈣質等，對於神經衰弱、失眠、倦怠及頭暈等症狀，都有莫大的功效。對於精神的安定，改善失眠的症狀特別有幫助。但是要注意，變味的桂圓果粒不要吃。

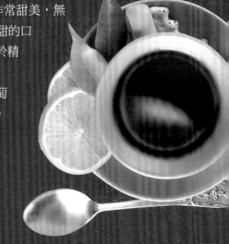

強健記憶力最有效

夏枯草桑椹茶 泡煮

🌿 {材料}

桑椹…40公克
夏枯草……5公克

貼心小提醒

夏枯草與桑椹皆屬寒
性食材,脾胃虛寒者
要避免飲用。

🥄 {作法}

1 將桑椹洗淨,放入鍋中,加入500
毫升清水,以大火煮滾後熄火。

2 加入洗淨的夏枯草浸泡,燜約10
分鐘後即可取汁飲用。

功效
桑椹能調養情緒,對於大腦具有補益
滋養的功效;夏枯草能一掃憂鬱
情緒,改善大腦壓力引起的頭
痛、焦慮與情緒低落症狀。

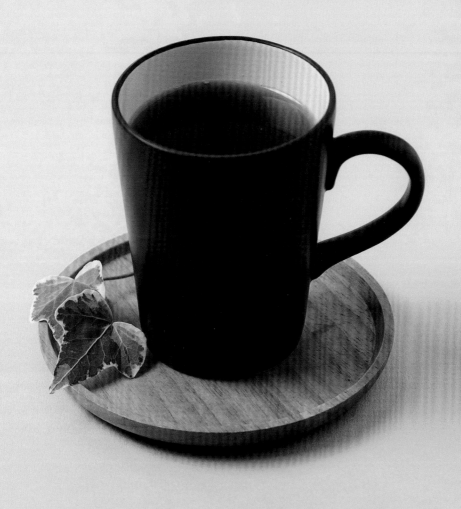

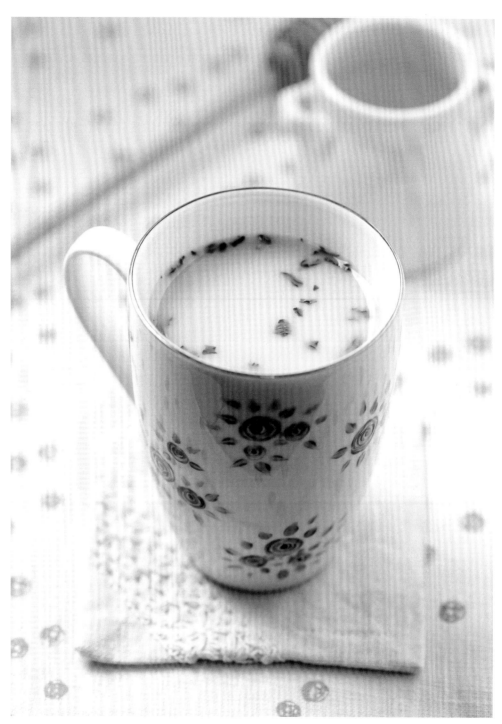

長時間使用視力的工作者最需要

薄荷奶茶

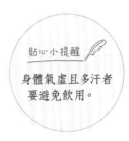

貼心小提醒

身體氣虛且多汗者
要避免飲用。

🌿 {材料}

薄荷……2公克
綠茶葉……3公克
牛奶………10毫升

🥄 {作法}

1 薄荷葉洗淨,再將薄荷葉與綠茶葉放入杯中,
　以200毫升滾水沖泡約5分鐘,取茶汁。

2 將牛奶沖入薄荷茶中,混合後即可飲用。

薄荷具有清熱作用,用來製作茶飲主要可
幫助大腦提神、清爽,消除壓力帶來的
頭痛症狀。綠茶含有幫助腦細胞成長的成
分,與薄荷一起沖泡成茶飲,能幫助醒腦與消除大
腦的疲勞。添加牛奶一起沖泡非常溫和,也能幫助
去除感冒風寒引起的頭痛症狀。

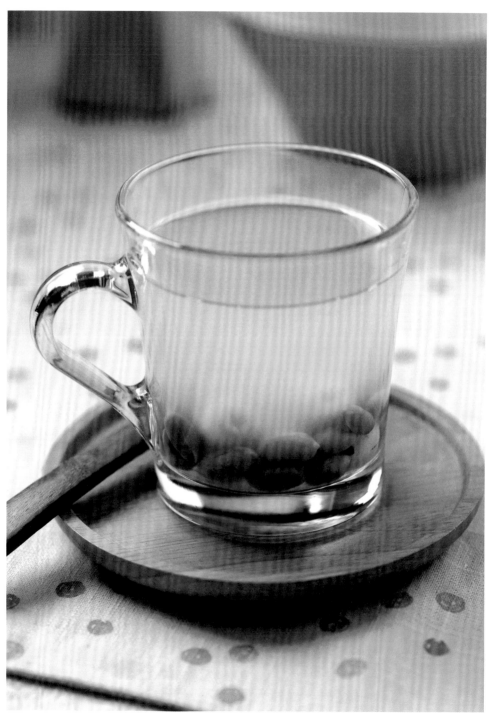

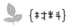 滋補大腦

蓮子花生茶 泡煮

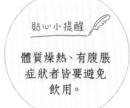

貼心小提醒

體質燥熱、有腹脹
症狀者皆要避免
飲用。

🌿 {材料}

蓮子……30公克
花生……20公克
冰糖……少許

🥄 {作法}

1 將蓮子與花生洗淨，放入鍋中。

2 加入500毫升清水，以大火煮滾後轉小火，待蓮
子與花生煮軟後，加入些許冰糖即可飲用。

 蓮子與花生中皆含有豐富蛋白質，能補充
大腦所需要的營養；兩者也是豐富鈣質
的來源，能使大腦保持活力，平撫大腦情
緒。充沛的葡萄糖營養素則能提供大腦熱能，在工
作過度的午後飲用這款茶飲，能帶給大腦最完整的
充電營養。

温和甘甜的健脑茶

桂圓遠志茶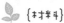

{材料}

桂圓……10公克
遠志……10公克
冰糖……10公克

貼心小提醒

桂圓屬於溫熱性食材，
口乾舌燥者、體質燥熱
者、有消化不良或食欲
不振症狀者皆要避免
飲用。

{作法}

1 將桂圓與遠志洗淨，放入鍋中，加入500毫升清
水，以大火煮滾。

2 以大火煮20分鐘後過濾渣質，加入冰糖，即可取
汁飲用。

桂圓能幫助改善記憶力，有助於激盪腦
力，有利於健腦、醒腦。遠志有安神的
功能，能減緩思慮過度引起的焦慮不安。
這款茶飲也能有效防止老年癡呆症，幫助
改善健忘症狀，有效提升大腦能量。

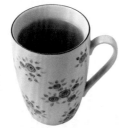

考生必喝！增強腦力又益智

人蔘肉桂茶 泡 煮

貼心小提醒

體質燥熱者要避免
飲用。

🌿 {材料}

人蔘……10公克
黃耆……20公克
肉桂粉……3公克

🥄 {作法}

1　人蔘與黃耆洗淨，加入400毫升清水，以中火
　　煮滾。

2　過濾渣質，加入肉桂粉，即可取汁飲用。

　　　　　　人蔘與黃耆能滋補大腦，黃耆中的膽鹼能
　　　　　　促進大腦記憶，有效延緩大腦衰老，有補
　　　　　　腦防衰老的作用。人蔘中的多種胺基酸與
鈣質能幫助補腦，帶給大腦充沛能量。

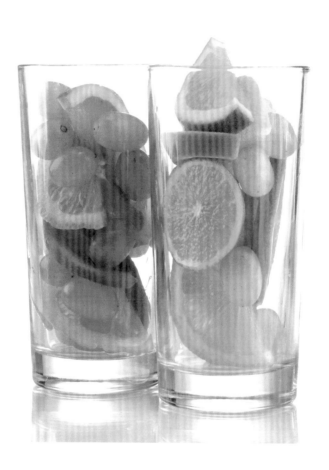

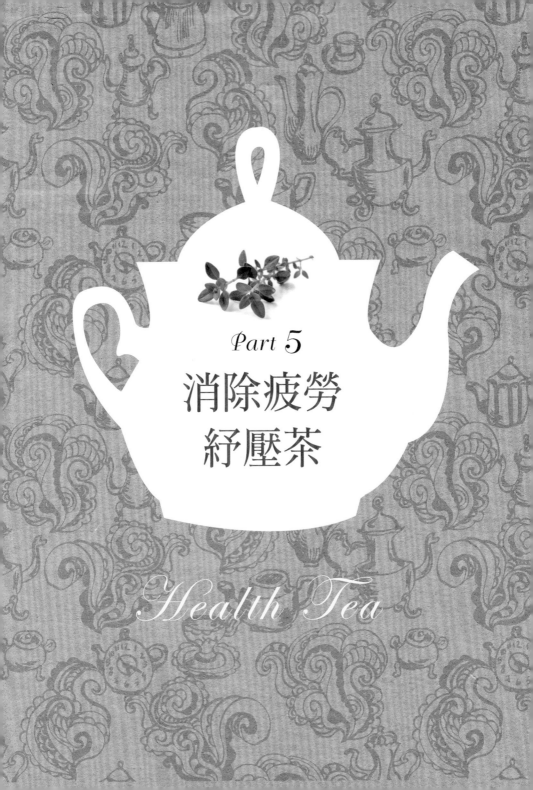

Part 5

消除疲勞
紓壓茶

Health Tea

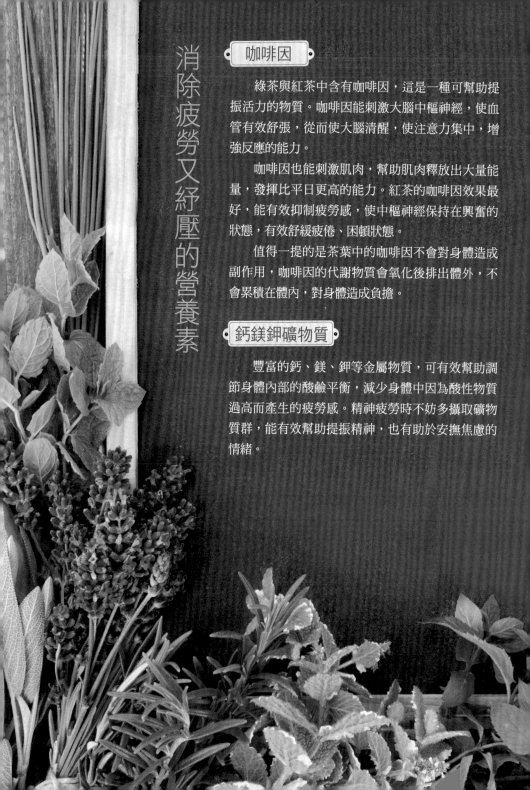

消除疲勞又紓壓的營養素

咖啡因

綠茶與紅茶中含有咖啡因，這是一種可幫助提振活力的物質。咖啡因能刺激大腦中樞神經，使血管有效舒張，從而使大腦清醒，使注意力集中，增強反應的能力。

咖啡因也能刺激肌肉，幫助肌肉釋放出大量能量，發揮比平日更高的能力。紅茶的咖啡因效果最好，能有效抑制疲勞感，使中樞神經保持在興奮的狀態，有效舒緩疲倦、困頓狀態。

值得一提的是茶葉中的咖啡因不會對身體造成副作用，咖啡因的代謝物質會氧化後排出體外，不會累積在體內，對身體造成負擔。

鈣鎂鉀礦物質

豐富的鈣、鎂、鉀等金屬物質，可有效幫助調節身體內部的酸鹼平衡，減少身體中因為酸性物質過高而產生的疲勞感。精神疲勞時不妨多攝取礦物質群，能有效幫助提振精神，也有助於安撫焦慮的情緒。

維生素C

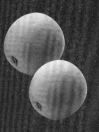

　　多攝取維生素C也能有效幫助消除壓力，因為人體在承受壓力時，所消耗的維生素C是平時的數倍。多攝取維生素C不僅能消除疲勞，放鬆緊張精神，還能為大腦注入活力，使大腦感覺放鬆。

白蘿蔔

　　白蘿蔔中的維生素C與水分都很豐富，兩者都是緩解壓力不可或缺的營養素，因此多食用白蘿蔔可幫助減輕身體承受的壓力。

　　白蘿蔔也是驅熱解毒的高手，由於白蘿蔔屬涼性食物，能緩解身體的燥熱，對於咳嗽發炎症狀也有優越的功效。白蘿蔔中的含硫化合物質能幫助殺菌，對於大腸桿菌與葡萄球菌等，能發揮抑制作用，尤其能抑制腸道細菌，防止腸道發炎。

玫瑰花

　　使用乾燥的玫瑰花苞來沖泡茶飲，是許多人喜愛的飲品。玫瑰花有維生素A、維生素C等成分，能幫助舒緩憂鬱症狀，改善頭痛，也能幫助消除疲勞。玫瑰的香氣能紓解肝臟的火氣，具有解毒清火的功效，多飲用玫瑰花茶也有助於安定情緒，幫助調解壓力。

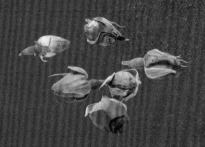

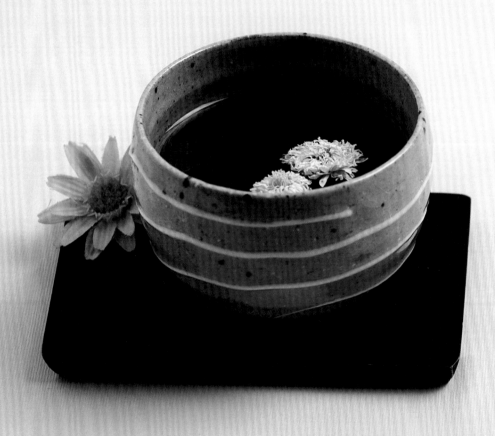

紓解頭部的重擔與壓力

白菊花烏龍茶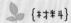

 {材料}

白菊花……8公克
烏龍茶葉……5公克
冰糖……適量

貼心小提醒

白菊花屬涼性食材，腸
胃不適者、容易出現腹
瀉症狀者及孕婦應避
免飲用本茶飲。

🥄 {作法}

1 在鍋中放入250毫升清水，大火煮滾，再放入白菊
　花與烏龍茶葉泡煮。

2 加入適量冰糖，調勻後即可取汁飲用。

白菊花可消除疲勞，幫助舒緩眼睛與頭部的
壓力；搭配充滿維生素C與兒茶多酚的烏龍
茶一起沖泡茶飲，能幫助清除身體內的毒
素，幫助安定情緒。對於長期工作引起的精神疲勞與
頭部沉重症狀，白菊烏龍茶能發揮優越的舒緩功效。

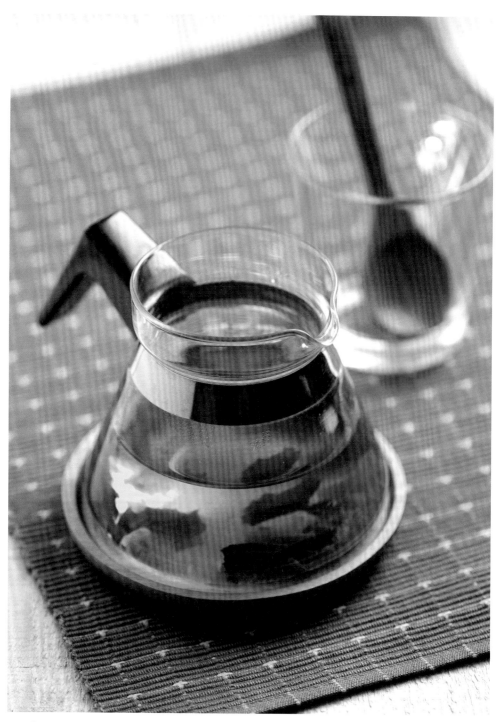

維生素C豐富的紓壓解鬱茶

金桔蜜茶 沖泡

貼心小提醒

　　飯前或空腹狀態要避免飲用本茶飲,以免金桔中的有機酸刺激胃壁黏膜,導致胃腸不適。

 {材料}

金桔乾……12公克
綠茶葉……5公克
冰糖……適量

{作法}

1　將金桔乾切細絲。

2　將金桔乾與綠茶葉放入杯中,以250毫升滾水沖泡,加入冰糖,調味後即可取汁飲用。

　　金桔充滿豐富維生素A與C,果皮上面的維生素C含量最為驚人,能有效消食健胃,並能抒發心中鬱悶,有效改善憂鬱症狀。金桔也有解毒的作用,能有效解酒、醒酒,消除身體的酒毒與酒氣。疲勞時飲用也能幫助舒緩眼睛的壓力。

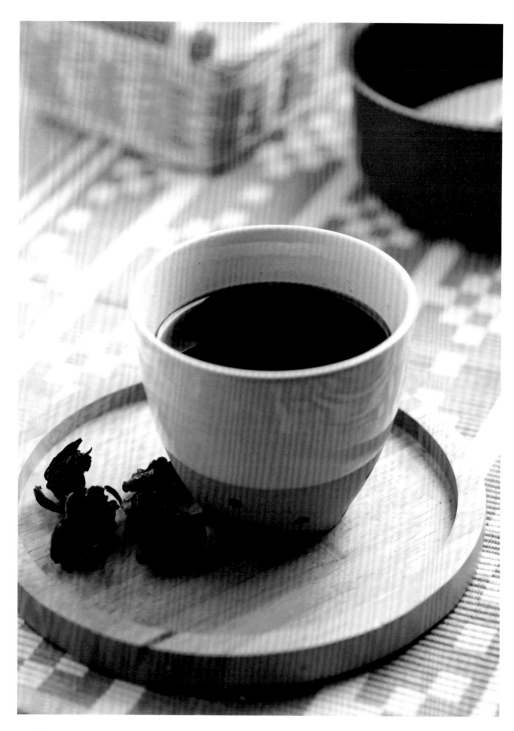

飽含維生素C的解毒飲品

玫瑰洛神茶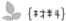

{材料}

玫瑰……5公克
山楂……4公克
洛神花……2公克
甜菊…1公克

貼心小提醒

玫瑰屬於寒性食材，容易腹瀉者建議於飯後飲用，身體虛寒者與孕婦則不宜飲用。

{作法}

1 將所有材料洗淨，放入鍋中，加入300毫升清水，以大火泡煮。

2 煮滾後改小火，煮約3分鐘即可取汁飲用。

充滿玫瑰的香甜芬芳氣息，能夠清除煩悶心情，改善頭痛壓力、目眩。加上洛神花與山楂的維生素C，能紓解身體內的疲勞與壓力。酸甜芬芳的口感使人心情愉悅，這款茶飲也能幫助調養氣血，發揮補血功效，能溫和的紓解疲勞。

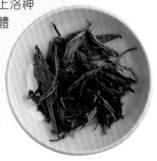

恢復精力百分百的強效茶飲

牛蒡茶 泡 煮

{材料}

牛蒡……15公克

{作法}

1 將牛蒡洗淨去皮刨成絲，浸泡醋水片刻，置入鍋中，加入400毫升水泡煮。

2 煮滾後轉小火，再煮10分鐘，取出牛蒡絲，飲用牛蒡茶汁即可。

功效 牛蒡充滿礦物質群與蛋白質，並含有維生素C與B群營養，能增強體力，消除疲勞。沖泡成牛蒡茶飲非常溫和，能充分吸收到牛蒡的驚人礦物質營養，有助於調整身心壓力，也能舒緩疲勞，並為身體充電、使身體恢復強健能量。

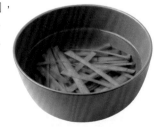

品嘗四味神仙的強健妙藥

四神茶 沖泡

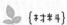 {材料}

黃耆……10公克
金銀花……10公克
當歸……20公克
甘草……6公克

 {作法}

1 將所有材料洗淨，放入杯中。

2 以250毫升滾水沖泡，15分鐘後即可取汁飲用。

貼心小提醒

體質較燥熱者、高血壓患者、
經常便祕、失眠、或有嘴破的上
火體質者，或容易喉嚨疼痛者要
避免飲用本茶飲。身體出現
濕氣堆積引起腫脹症狀
者也要避免飲用。

黃耆與當歸能滋養血液，發揮優越的補血
功效；搭配金銀花與甘草能清除身體內堆
積的毒素，本茶飲不僅能補充體力，同時
又能發揮清熱解毒的功能，對於改善體虛症狀特別
有幫助。

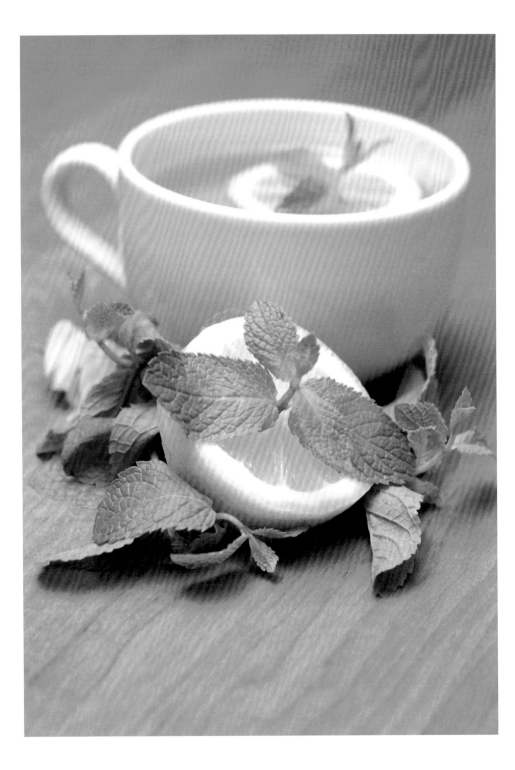

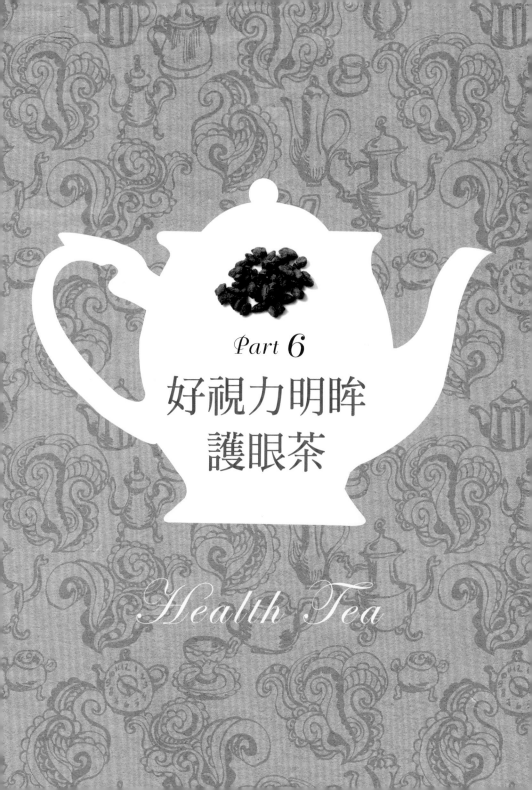

Part **6**

好視力明眸
護眼茶

Health Tea

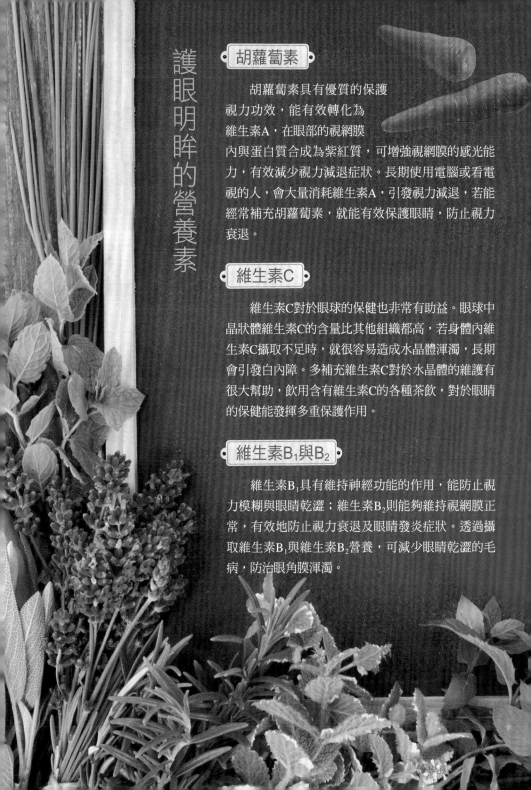

護眼明眸的營養素

胡蘿蔔素

胡蘿蔔素具有優質的保護視力功效，能有效轉化為維生素A，在眼部的視網膜內與蛋白質合成為紫紅質，可增強視網膜的感光能力，有效減少視力減退症狀。長期使用電腦或看電視的人，會大量消耗維生素A，引發視力減退，若能經常補充胡蘿蔔素，就能有效保護眼睛，防止視力衰退。

維生素C

維生素C對於眼球的保健也非常有助益。眼球中晶狀體維生素C的含量比其他組織都高，若身體內維生素C攝取不足時，就很容易造成水晶體渾濁，長期會引發白內障。多補充維生素C對於水晶體的維護有很大幫助，飲用含有維生素C的各種茶飲，對於眼睛的保健能發揮多重保護作用。

維生素B_1與B_2

維生素B_1具有維持神經功能的作用，能防止視力模糊與眼睛乾澀；維生素B_2則能夠維持視網膜正常，有效地防止視力衰退及眼睛發炎症狀。透過攝取維生素B_1與維生素B_2營養，可減少眼睛乾澀的毛病，防治眼角膜渾濁。

枸杞功效較多元，尤是明目、補腎的佳品。枸杞中含有豐富維生素A，對於眼睛視力的保護很有助益。以枸杞沖泡茶飲，可改善視力衰退，也能治療頭暈目眩的症狀。枸杞的滋補效益高，對於疲弱體虛、經常腰痠背痛或四肢無力的人，能發揮滋補調養的功效。枸杞還有降低血膽固醇的作用，能有效防治動脈硬化、高血壓與高血脂症。

菊花

菊花含有胺基酸、膽鹼與多種維生素等物質，具有優越的解毒作用，自古就是明目與改善頭痛症狀的食材。菊花氣味清新，經常服用菊花熬製的茶飲可幫助醒腦提神。菊花具有優越的發散解熱功效，自古也是驅逐風寒與預防感冒的藥材。菊花對於滋養肝臟也很有幫助，是一帖調降血壓的良藥。

黑豆

黑豆的營養價值非常高，它是豆科植物大豆的黑色種子。黑豆含有豐富維生素B群及鈣鐵磷等礦物質，以及蛋白質、脂肪與碳水化合物與胡蘿蔔素，並含有豐富葉酸與黃酮類等營養物質。菸酸能幫助擴張微血管，有助於促進血液循環，幫助活血與氣血暢通。黑豆具有解毒與清除身體火氣的作用，能明目、舒緩眼壓，對於頭暈目眩症狀與視力減弱症狀也有很好的功效。黑豆含鐵質較一般豆類高，多食可增強體質，並發揮滋補雙眼的功效。

決明子

決明子其營養非常豐富，含有醣類、蛋白質、脂肪、大黃酚、大黃素等營養素，還有多種微量元素鐵、鋅、錳、銅、鎳、鈷、鉬等。主要能促進視力健康，改善頭暈目眩，也具有抗菌與消炎的功效，也能促進血液循環、提升人體的新陳代謝作用。決明子對於肝臟也具有滋補的作用，同時還能強健筋骨，能有效提升體力。由於決明子充滿豐富蛋白質，具有補腦功效，對於需要大量損耗腦力的上班族而言，決明子是非常好的飲品食材。

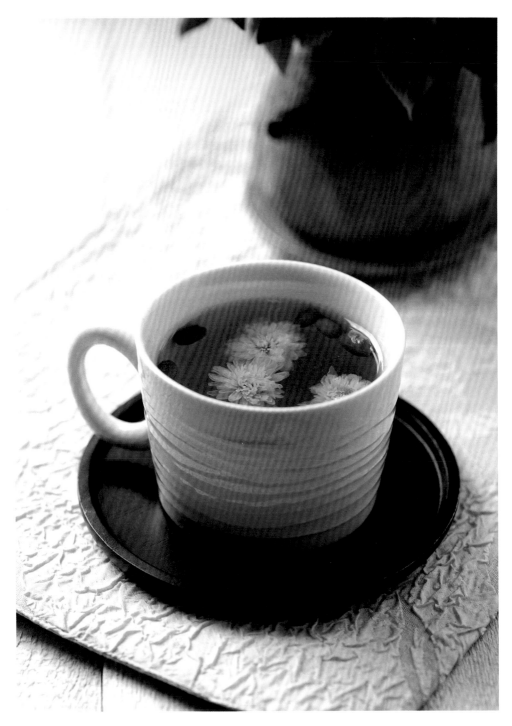

明亮雙眼，改善模糊視力

枸杞決明子菊花茶

{材料}

枸杞……5公克
決明子……8公克
菊花……8公克
冰糖……適量

貼心小提醒

決明子與菊花屬涼性食材，腸胃不適者、容易出現腹瀉症狀者及孕婦，要避免飲用。

{作法}

1 將三種材料洗淨。

2 在鍋中加入300毫升清水，以大火煮滾，然後加入枸杞、決明子與菊花。

3 加入適量的冰糖調勻，即可取汁飲用。

這款茶飲品嘗起來非常甘甜可口，加入決明子、枸杞與菊花一起沖泡的茶飲，常喝可使眼睛明亮，消除眼部的壓力；還能有效保護視神經、改善視力模糊，並積極防治青光眼與白內障。這款茶飲對於長期使用電腦，眼睛疲勞的人很有幫助。本茶飲也可滋補肝腎，還可治療體質虛弱症狀。

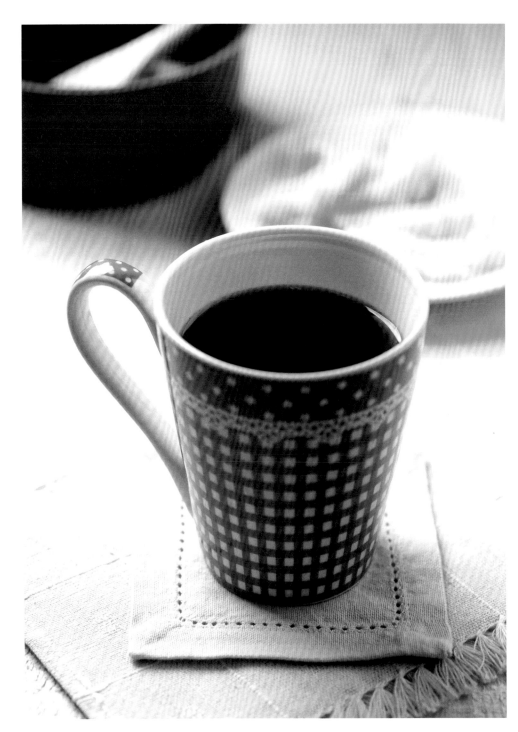

保護水晶體，調養雙眼

苦瓜蜂蜜烏龍茶

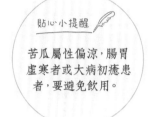

貼心小提醒

苦瓜屬性偏涼，腸胃虛寒者或大病初癒患者，要避免飲用。

 {材料}

苦瓜……8片
烏龍茶葉……5公克
蜂蜜……1大匙

🥄 {作法}

1 將苦瓜洗淨、去籽、切薄片，放在室溫乾燥一天。

2 在鍋中放入300毫升水，以大火煮滾，熄火後加入烏龍茶葉與苦瓜，靜置5分鐘。

3 瀝渣後加入蜂蜜調勻，即可取汁飲用。

苦瓜具有清熱解毒的功效，並能幫助明目、保健眼睛，對於眼睛有舒緩、調養的功效；烏龍茶葉中含有豐富維生素C，能強化眼睛水晶體的健康，並保持眼球細胞的完整性。苦瓜微苦的滋味搭配蜂蜜，多種維生素群能發揮滋養雙眼的功效，使眼睛恢復活力與健康。

消除眼睛與精神的壓力
茱萸山藥茶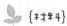

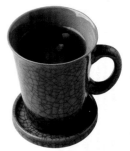

{材料}

山茱萸……10公克
枸杞……10公克
山藥……6片

貼心小提醒

體質濕熱者、有發高燒頭痛症狀者或習慣性便祕者皆要避免飲用。

{作法}

1 將山茱萸、枸杞洗淨，放入鍋中，加入300毫升清水，以大火煮滾。

2 山藥洗淨去皮，鍋中再加入切片的山藥，以小火煎煮半小時，取汁飲用。

功效 山茱萸自古就是滋補肝臟與眼睛的良材，能消炎與改善眼睛的疲勞；山藥也是強健身體的滋補食材，能改善視力的健康，舒緩眼部的壓力。運用山藥、枸杞與山茱萸沖泡的茶飲，常喝可使眼睛明亮，還能消除眼部的壓力，有效保護眼睛，防止視力衰退。

滋補雙眼，改善目眩

黑豆芝麻茶 泡煮

【材料】

黑豆粉……1小匙
黑芝麻粉……2大匙
黑糖……1大匙
紅茶葉……3公克
薑汁……1大匙

貼心小提醒

黑豆與黑芝麻都屬於高纖維飲食，能夠促進代謝，但胃腸功能不良者要避免飲用。

【作法】

1 在鍋中放入250毫升清水，加入黑豆粉與黑芝麻粉，以小火煮滾。

2 將黑糖加入，再加入250毫升清水，以小火煮至黑糖溶化後熄火。

3 取一只小鍋，放入100毫升清水，以大火煮滾，加入紅茶葉煮成茶汁。

4 將茶汁倒入黑豆糖汁鍋中混合，以小火煎煮，攪拌均勻。

5 加入薑汁煮滾後，熄火即可取汁飲用。

黑豆與黑芝麻都含有絕佳的花青素，是一種對於眼睛有助益的黑色營養素。花青素能防止眼睛老化，同時也能有效紓解眼球疲勞，對於防止視力衰退有積極的作用。加上含有多種維生素與礦物質的紅茶，搭配黑糖中的礦物質營養，能紓解眼部的壓力，改善長期使用電腦引起的頭暈目眩與眼睛痠痛症狀。

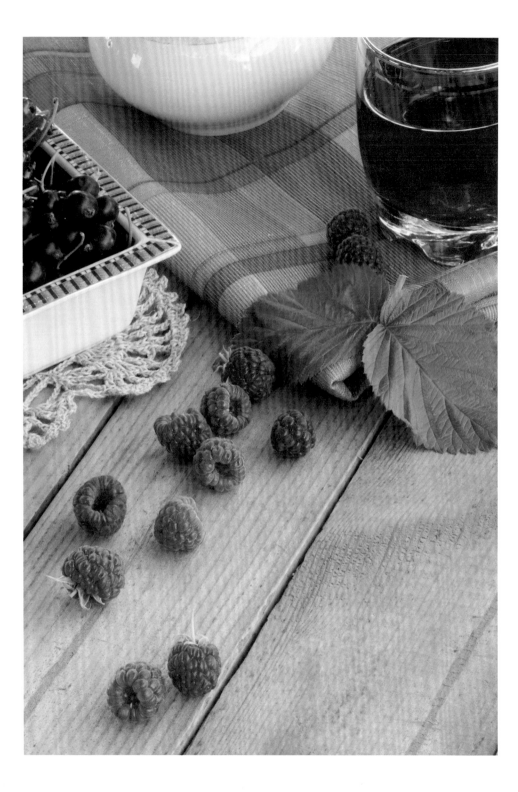

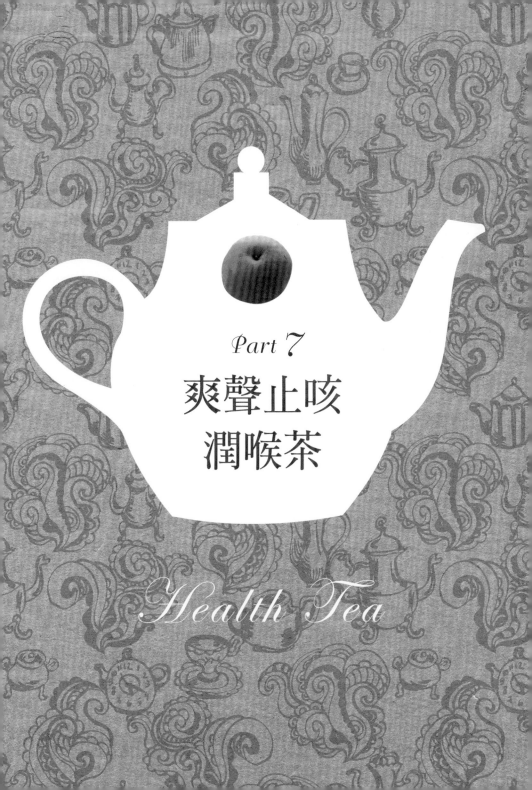

Part 7

爽聲止咳
潤喉茶

Health Tea

護嗓潤喉的營養素

維生素A

維生素A具有保護肌膚細胞的作用，包括表層細胞的維護與完整；還可保護咽喉、鼻子、肺部與上呼吸道，以及消化器官等系統的健康，防止細菌感染。

橘子

橘子富含纖維素與豐富維生素C，自古就是很好的止咳食材，橘肉與橘皮都能夠緩解咳嗽多痰的症狀，還能夠幫助消腫與止痛，是治療咽喉性疾病的良好食材。

柑橘中還含有檸檬酸與多種維生素，能幫助消除疲勞，提高免疫力。橘子並能幫助開胃，有效止渴，並改善食欲不振症狀。

水梨

水梨是傳統保健茶飲中最被廣泛應用的水果食材，含有非常豐富水分，及優質的維生素與蛋白質，自古以來對於肺部方面的疾病，及咽喉疼痛與咳嗽等症狀，有優越的功效，更是止咳最常運用的水果食材。在特別乾燥的秋季，水梨還具有潤澤作用，能幫助降火氣與解毒。

老祖宗偏愛的橘皮祛咳方

橘皮蜜茶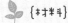

🌿 {材料}

橘子皮……1個
蜂蜜……2小匙

🥄 {作法}

1 將橘子皮洗淨、切碎。

2 在鍋中放入300毫升清水，將橘子皮放入，泡煮成濃汁，加入蜂蜜，調勻即可飲用。

橘皮能幫助止咳化痰，去除身體的濕氣，搭配蜂蜜一起調製成茶飲，有助於保護喉嚨、潤澤咽喉，並修復咽喉的受損細胞組織。這款茶飲還能滋潤肺部，幫助止喘與止咳，是一款優越的保健咽喉茶。

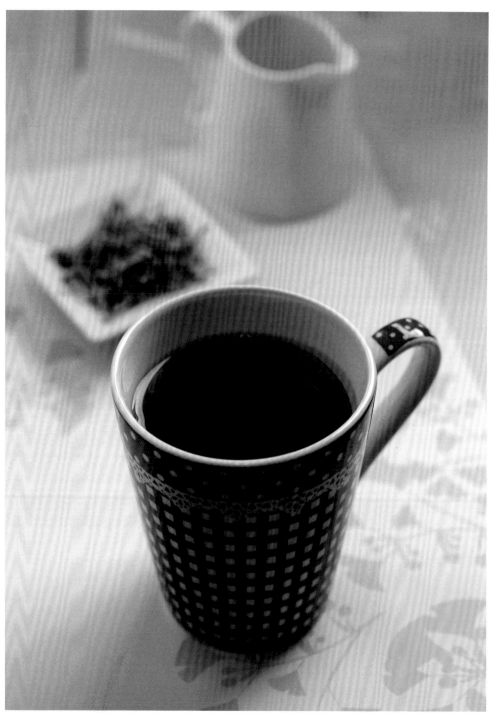

微微甘甜的潤喉配方

金銀花甘草茶 泡 煮

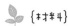 {材料}

金銀花……6公克
甘草……6公克
冰糖……適量

貼心小提醒

體質虛寒者、脾胃虛寒者與身體濕氣堆積引起腫脹症狀者,要避免飲用本茶飲。

{作法}

1 將金銀花與甘草放入300毫升清水浸泡片刻,取出。

2 將金銀花與甘草放入鍋中,加入另外的300毫升清水,煮滾後再泡煮8分鐘,然後加入冰糖調味,取汁飲用。

 甘草能有效清熱解毒,幫助緩和喉嚨的疼痛,金銀花能涼血、發揮優越的解毒功效,二者一起沖泡的茶飲能幫助解除喉嚨發炎的不適症狀,也能改善咽喉疼痛症狀。

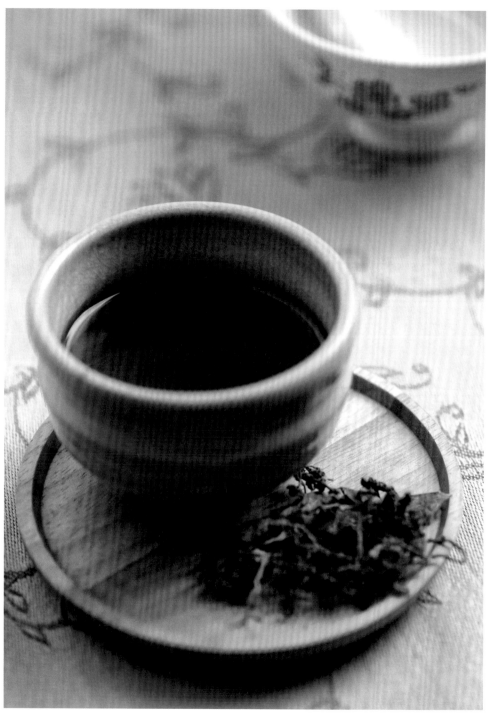

秋天保養肺部的良品

金線蓮桑葉茶 泡 煮

貼心小提醒

產後婦女及感冒咳
嗽者不宜飲用。

🌿 {材料}

金線蓮……35公克
桑葉……35公克

🥄 {作法}

1 將金線蓮與桑葉洗淨後放入鍋中，加入600毫升清
水，以大火煮滾。

2 煮滾後改成小火，再煮10分鐘，去渣後即可飲用。

　　金線蓮能清熱涼血、幫助除濕解毒，能治
療支氣管炎與熱性引發的咳嗽。桑葉主治
乾咳與肺熱引發的咳嗽。在容易引發咳嗽
的秋季，金線蓮與桑葉一起熬煮的茶飲，具有緩解
咳嗽的功效，對於肺部也有滋潤保養的作用。由於
這款茶飲非常溫和且沒有苦味，非常適合全家老少
一起飲用。

舒緩喉嚨沙啞疼痛的困擾

膨大海橄欖茶 泡 煮

{材料}

橄欖⋯⋯5公克
膨大海⋯⋯3顆
綠茶葉⋯⋯5公克
蜂蜜⋯⋯1小匙

貼心小提醒

身體虛寒、咳濕痰
者,要避免飲用本
茶飲。

{作法}

1 將橄欖洗淨,放入300毫升清水中,以大火泡煮。

2 煮滾後熄火,加入膨大海與綠茶葉,蓋上鍋蓋靜置
  5分鐘,加入蜂蜜,調味後即可取汁飲用。

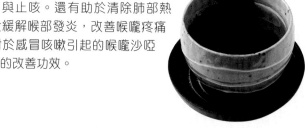

功效

膨大海是非常有名的潤喉食材,具有
清涼與消炎的功效,能幫助解毒
與止咳。還有助於清除肺部熱
氣,利於緩解喉部發炎,改善喉嚨疼痛
症狀。對於感冒咳嗽引起的喉嚨沙啞
也有優越的改善功效。

止咳化痰，改善喉嚨發炎

絲瓜鹽綠茶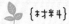

 【材料】

絲瓜……150公克
綠茶葉……5公克
鹽……少許

貼心小提醒

體質虛寒或胃功能不
佳者要避免飲用，以
免造成腸胃不適。

【作法】

1 將絲瓜洗淨，去蒂與皮後切片狀。

2 將絲瓜放入鍋中，加入200毫升清水與鹽，以大火
煮熟。

3 將茶葉加入100毫升滾水沖泡成茶汁，將茶汁加入
絲瓜鹽湯中混合即可飲用。

絲瓜中含有維生素C、B₁、B₂，並含有多種
礦物質，具有清熱解毒的作用，可有效地
去濕，改善喉嚨發炎與疼痛症狀，對於止
咳化痰也很有幫助。絲瓜與茶葉調製的茶飲能有效
改善咽喉健康，還可強健身體。

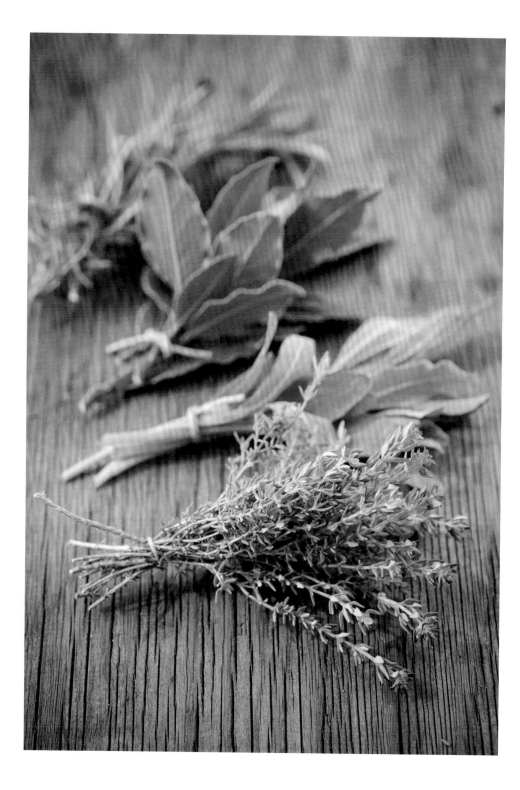

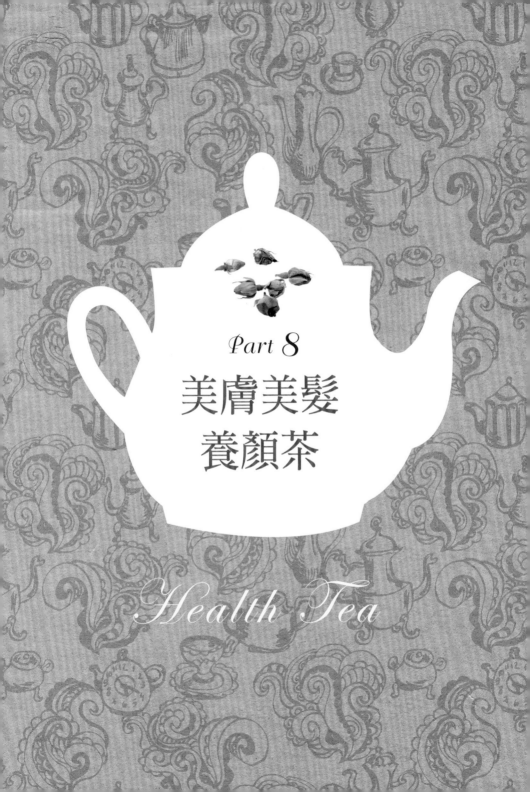

Part 8

美膚美髮
養顏茶

Health Tea

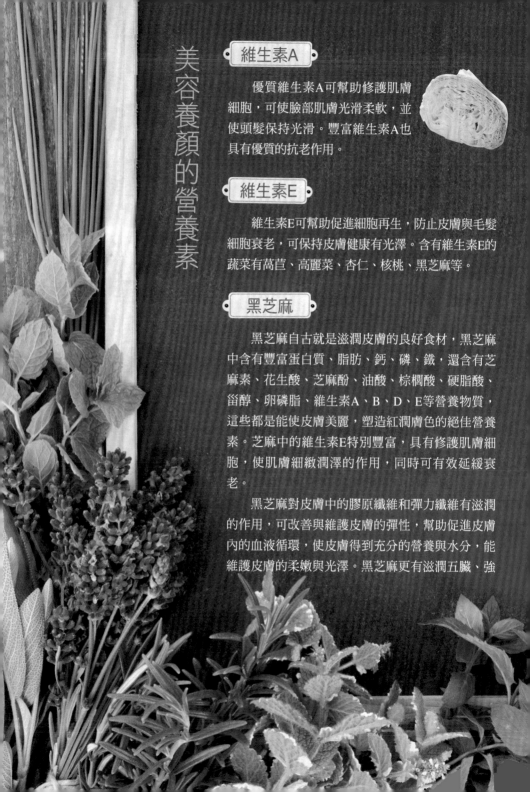

美容養顏的營養素

維生素A

優質維生素A可幫助修護肌膚細胞，可使臉部肌膚光滑柔軟，並使頭髮保持光滑。豐富維生素A也具有優質的抗老作用。

維生素E

維生素E可幫助促進細胞再生，防止皮膚與毛髮細胞衰老，可保持皮膚健康有光澤。含有維生素E的蔬菜有萵苣、高麗菜、杏仁、核桃、黑芝麻等。

黑芝麻

黑芝麻自古就是滋潤皮膚的良好食材，黑芝麻中含有豐富蛋白質、脂肪、鈣、磷、鐵，還含有芝麻素、花生酸、芝麻酚、油酸、棕櫚酸、硬脂酸、甾醇、卵磷脂、維生素A、B、D、E等營養物質，這些都是能使皮膚美麗，塑造紅潤膚色的絕佳營養素。芝麻中的維生素E特別豐富，具有修護肌膚細胞，使肌膚細緻潤澤的作用，同時可有效延緩衰老。

黑芝麻對皮膚中的膠原纖維和彈力纖維有滋潤的作用，可改善與維護皮膚的彈性，幫助促進皮膚內的血液循環，使皮膚得到充分的營養與水分，能維護皮膚的柔嫩與光澤。黑芝麻更有滋潤五臟、強

化筋骨與增強體能的作用。芝麻含有如此豐富的滋補強效，在保持美容與延年益壽方面，能發揮極大的功效。

玫瑰

玫瑰中含有揮發油與香茅醇類物質等，具有悠然的清香，可改善體內經絡不順暢症狀，具有優良的柔肝作用，能幫助活血。經常飲用玫瑰茶能幫助氣血活絡，使臉部氣色紅潤又美麗。

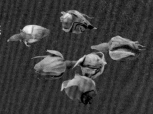

何首烏

何首烏是中國傳統的滋補佳品，何首烏中含有卵磷脂，能幫助身體養血，具有補充氣血的作用。經常食用能使臉色紅潤，改善氣色不佳的症狀。何首烏還具有營養髮根的功效，可促使頭髮黑色素的生長。何首烏具有補益精血的功效，能促進超氧化物的活性，增強人體免疫功能，並有效延緩細胞的衰老進程。

人蔘

人蔘原本就是治療氣血不足的佳品，人蔘素可有效提供肌膚細胞的活性，幫助血管擴張與強化循環。人蔘中的礦物質群也能有效被肌膚細胞所吸收，從而調節肌膚內的水分平衡，使得肌膚獲得水分補充，有效改善肌膚乾燥現象，進而改善因營養不足或代謝不佳而產生的皺紋。

核桃

核桃是美容食品中的佼佼者，含有豐富的脂肪與蛋白質，及豐富的礦物質，古代的醫學便對核桃的美容作用非常推崇。核桃中含有多種維生素，能通暢經絡、使血脈循環良好。由於核桃有相當好的潤燥與滋潤感，經常服用核桃能使肌膚細膩光滑，並改善與消除皺紋。

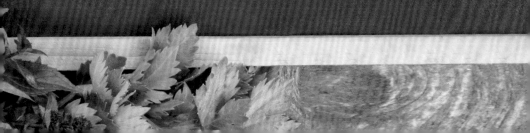

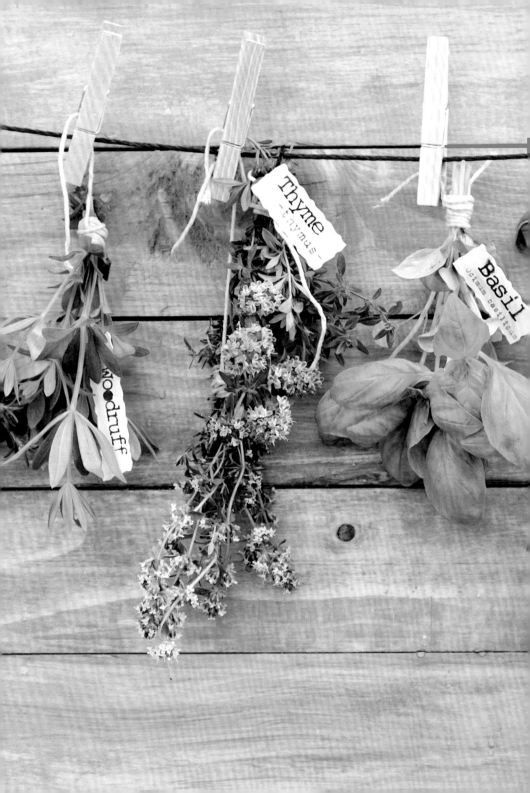

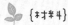

造就美麗的膚質與秀髮

何首烏芝麻茶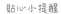

🌿 {材料}

何首烏……120公克
黑芝麻……120公克
核桃……120公克

貼心小提醒 🪶

黑芝麻屬於高纖維飲食，能夠促進代謝，但胃腸功能不良者要避免飲用本茶飲。核桃屬於熱性食物，有鼻血症狀、肺氣腫症狀、支氣管擴張症狀與咳血患者要避免飲用。

🥄 {作法}

1 將三種材料研磨成粉末。

2 每次取用20公克，加入200毫升滾水沖泡，稍加攪拌即可飲用。

何首烏能發揮補氣的功效，並調養氣血，使皮膚紅潤美麗；黑芝麻能修復受損髮質，並有生髮功能，可幫助髮色烏黑亮麗；核桃的多種礦物質與維生素E能防止皮膚氧化衰老，並有修復皮膚細胞的功能，使人保持青春好氣色。

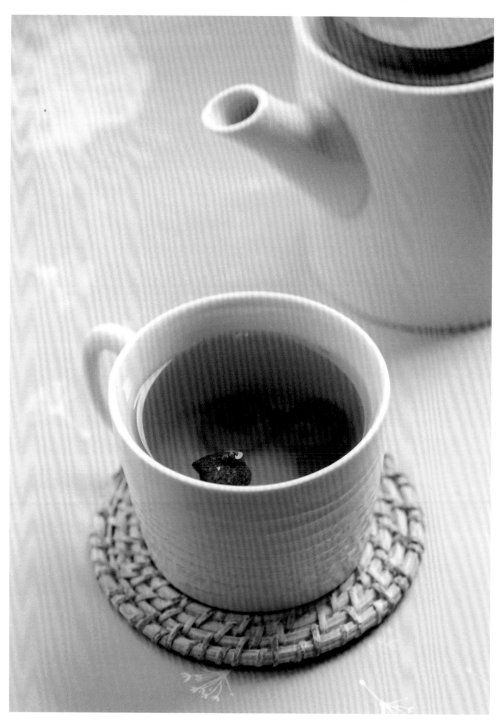

幫助皮膚抗氧化的美顏茶

益母草山楂茶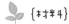

🌿 {材料}

益母草……15公克
山楂……25公克

🥄 {作法}

1 將益母草與山楂洗淨,放入茶壺中。

2 沖入250毫升滾水,稍微浸泡即可取汁飲用。

山楂能促進消化,長期飲用可幫助增強身
體的內分泌,使皮膚的免疫力變好,幫助
延緩肌膚的老化;益母草能發揮優越的行
血與補血功效,能改善虛寒體質,促進血液循環,
使女性恢復美麗好氣色。

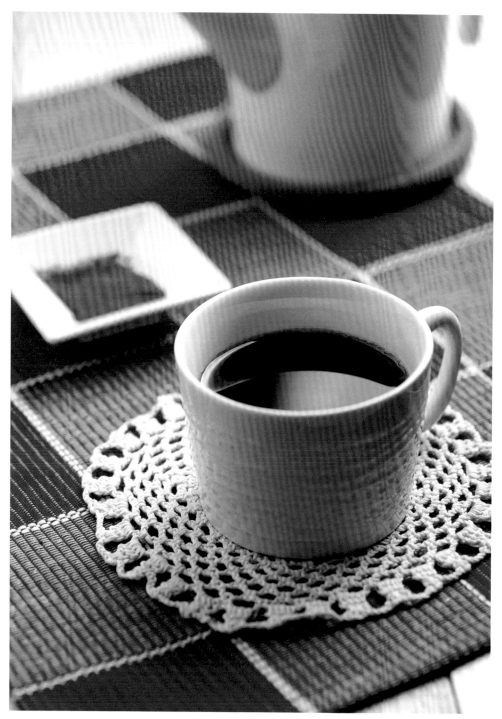

淨白肌膚、去除斑點的美白茶

沉香甘草茶

🌿 {材料}

生薑……30公克

紅棗……20公克

甘草……3公克

沉香……1公克

丁香……1公克

鹽……2公克

貼心小提醒

胃熱引起的反胃、嘔吐患者,及熱性體質、口乾舌燥者要避免飲用。

🥄 {作法}

1 將所有材料混合並研磨成細末。

2 每天清晨取出10公克,沖入200毫升滾水沖泡,稍涼後飲用。

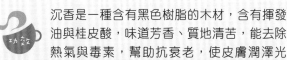

功效

沉香是一種含有黑色樹脂的木材,含有揮發油與桂皮酸,味道芳香、質地清苦,能去除熱氣與毒素,幫助抗衰老,使皮膚潤澤光滑,改善粗糙起皺的症狀;搭配能使氣色紅潤美麗的紅棗,與促進血液循環的生薑,及具有清潔體內毒素的甘草,能使女性皮膚恢復淨白,擁有好氣色。

清腸潤澤，內外都美麗
核桃芝麻豆漿

 {材料}

豆漿……250cc
核桃粉……1大匙
黑芝麻粉……1大匙
綠茶葉……1小匙

貼心小提醒

黑芝麻屬於高纖維飲食，能夠
促進代謝，但胃腸功能不良者要
避免飲用本茶飲。核桃屬於熱性
食物，有鼻血症狀、肺氣腫症
狀、支氣管擴張症狀與咳血
患者，要避免飲用。

{作法}

1 將豆漿放入鍋中，以小火煮滾。

2 加入核桃粉與芝麻粉一起煮，再次煮滾，熄火。

3 加入綠茶葉混合沖泡，靜置5分鐘後即可取汁飲用。

 核桃中的維生素與礦物質群能使皮膚潤
澤美麗，黑芝麻能保持肌膚光滑細
緻，幫助延緩衰老；搭配豆漿一起
煮成茶飲，能幫助補充女性優質蛋白質、
鐵質與維生素，並提供足夠的膳食纖維，
能清潔腸道毒素，讓人內外皆美麗。

鐵質豐富的紅潤美膚茶
茉莉綠茶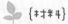

{材料}

茉莉花……6朵
麥門冬……2公克
山楂…3公克
綠茶葉…3公克

貼心小提醒

麥門冬與茉莉屬於性寒
食材，體質虛寒、脾胃虛弱
及處於經期的女性要避
免飲用。

{作法}

1 將所有材料洗淨，放入杯中，注入200毫升滾水
  沖泡。

2 靜置約5分鐘後即可取汁飲用。

這是一道能讓人產生好氣色的美顏茶飲，
麥門冬能滋補內臟並調養氣血，提升新陳
代謝，使皮膚恢復好氣色。山楂能促進腸
道消化，清除體內毒素，改善消化不良引起的皮膚
暗沉粗糙。茉莉則有滋潤與淨化皮膚的功效。

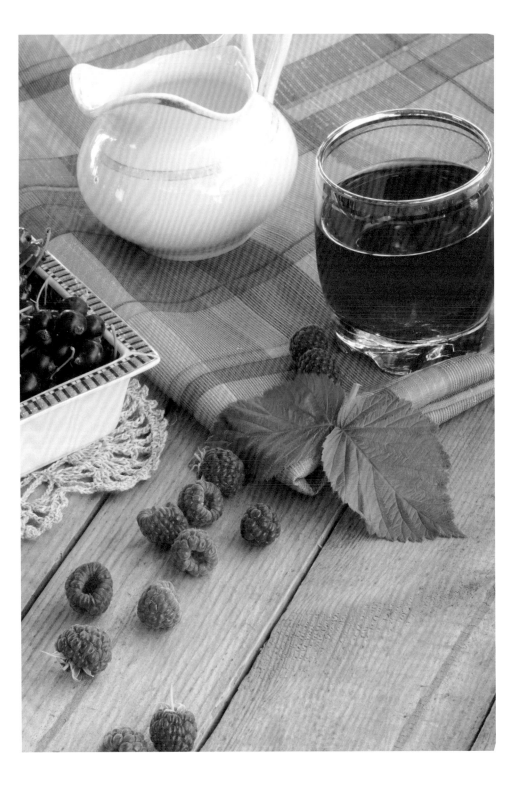

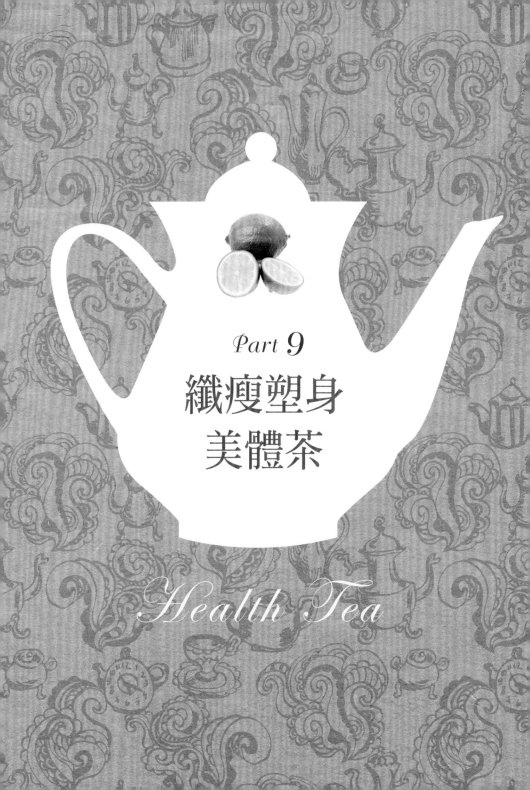

Part **9**

纖瘦塑身
美體茶

Health Tea

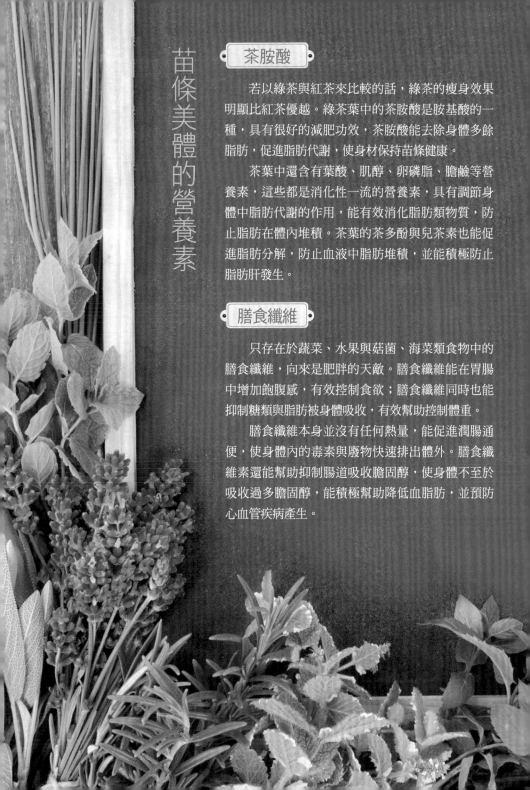

苗條美體的營養素

茶胺酸

若以綠茶與紅茶來比較的話，綠茶的瘦身效果明顯比紅茶優越。綠茶葉中的茶胺酸是胺基酸的一種，具有很好的減肥功效，茶胺酸能去除身體多餘脂肪，促進脂肪代謝，使身材保持苗條健康。

茶葉中還含有葉酸、肌醇、卵磷脂、膽鹼等營養素，這些都是消化性一流的營養素，具有調節身體中脂肪代謝的作用，能有效消化脂肪類物質，防止脂肪在體內堆積。茶葉的茶多酚與兒茶素也能促進脂肪分解，防止血液中脂肪堆積，並能積極防止脂肪肝發生。

膳食纖維

只存在於蔬菜、水果與菇菌、海菜類食物中的膳食纖維，向來是肥胖的天敵。膳食纖維能在胃腸中增加飽腹感，有效控制食欲；膳食纖維同時也能抑制糖類與脂肪被身體吸收，有效幫助控制體重。

膳食纖維本身並沒有任何熱量，能促進潤腸通便，使身體內的毒素與廢物快速排出體外。膳食纖維素還能幫助抑制腸道吸收膽固醇，使身體不至於吸收過多膽固醇，能積極幫助降低血脂肪，並預防心血管疾病產生。

檸檬

檸檬中的維生素C能防止動脈硬化，減少壞膽固醇在血管中堆積。檸檬酸與維生素C能抑制食欲，減少攝取過多食物；還可幫助排汗，將體內有毒的物質排出；能調降血糖與血壓，有助於促進消化，改善胃腸脹氣症狀。檸檬也具有優越的利尿作用，能消除身體的水腫症狀。選擇檸檬要選外形光滑好看、色澤鮮明、果皮柔軟的。

荷葉

荷葉是幫助消除火氣、趕走暑氣的佳品。自古以來，荷葉經常運用來煮粥與煮茶，具有良好的清香，能幫助解毒與解暑。荷葉含有生物鹼，能有效降低血脂肪，以荷葉來沖泡茶飲，能治療高血脂症，並有助於控制體重。

荷葉是中醫常用的減肥食材，有利尿的作用，同時能消除便祕，使人代謝能力增強，是作為減肥茶飲的良好材料。荷葉還可調節高血壓，消除動脈硬化症狀，並安撫心浮氣躁的情緒。

辣椒

辣椒含有辣椒素，是料理中的美味調料，也經常以優越的燃脂效果，成為優良的減肥食物。辣椒素能促進脂肪的新陳代謝，防止脂肪在體內堆積；同時也能使身體血液循環良好，發揮活血與溫熱身體的功能。辣椒能抑制人體的食鹽攝取量，預防高血壓，幫助促進身體新陳代謝，還可有效增強食欲，同時也是優良的防癌食物。

蘆薈

蘆薈中含有蘆薈素，維生素A、B$_1$、鈣、鐵、鋅等十多種微量元素。蘆薈素能刺激胃部，增強胃腸的消化功能，能有效整腸，改善便祕症狀。蘆薈也含有豐富水分與維生素C，具有利水作用，自古就是有名的減肥佳品。蘆薈能代謝身體多餘脂肪並去除廢物，有效改善虛胖水腫症狀。此外，蘆薈也有優越的清熱解毒作用，能幫助殺菌。

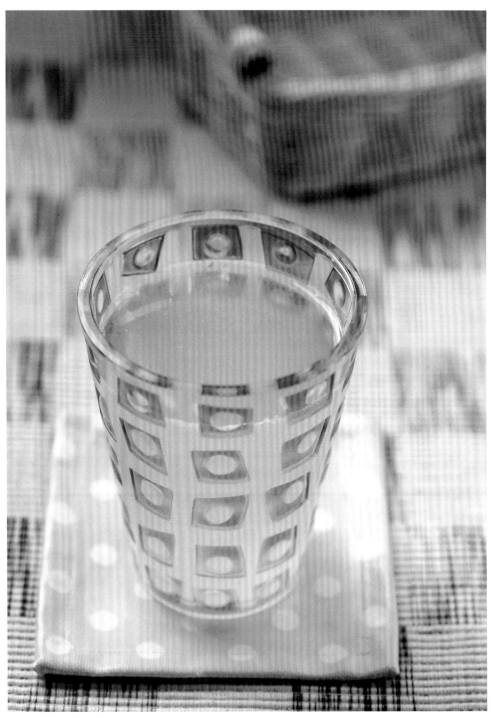

整腸消脂的清爽茶

檸檬蘆薈茶

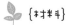 {材料}

檸檬……1個
蘆薈果肉……100公克
冰糖…適量

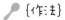 {作法}

1 檸檬榨汁備用。

2 蘆薈洗淨，去皮，取出果肉，切片狀。

3 蘆薈放入果汁機中，加入100毫升開水打成汁。

4 蘆薈汁加入檸檬汁，再加入適量冰糖，調勻即可飲用。

功效　蘆薈能整腸、清除體內多餘脂肪，幫助通腸排泄，改善消化不良與水腫引起的肥胖症狀；檸檬能抑制食欲，提升胃腸代謝功能，兩者一起調製成茶飲不僅酸甜清爽，並能發揮優越的減脂功效。

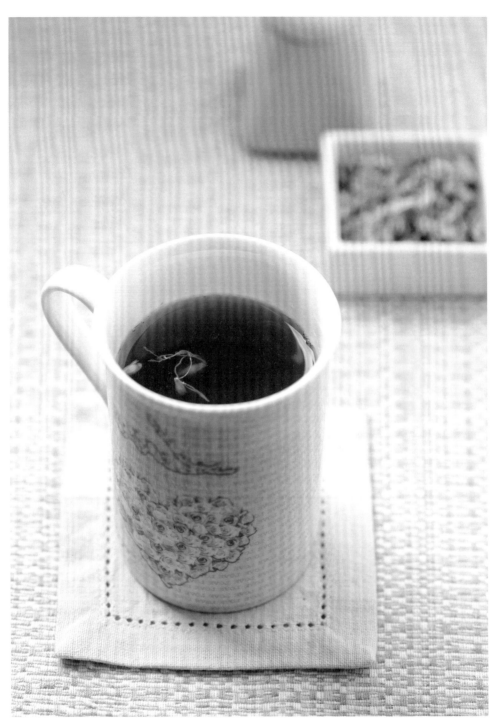

美顏滋補養身的窈窕茶

決明子麥芽茶 泡 煮

🌿 {材料}

決明子……15公克
山楂……25公克
麥芽……25公克
紅茶葉……8公克
荷葉……8公克

貼心小提醒

荷葉與決明子皆屬寒涼食材，腸胃不適、容易出現腹瀉症狀者、有胃腸潰瘍出血症狀及孕婦皆要避免飲用。

🥄 {作法}

1 將決明子、山楂與麥芽一起放入鍋中，加入300毫升清水，以大火煮半小時。

2 加入茶葉、荷葉後，以小火再煮5分鐘，去渣倒出茶汁。

3 將茶汁加100毫升水再煮，以大火煮滾後，即可取汁飲用。

功效 決明子具有通便的效果，可有效清腸，改善便祕症狀，並能控制體重，消除高血脂症；荷葉能清除體內的毒素，幫助代謝身體內多餘的脂肪。山楂能促進分泌消化液，幫助代謝腸道多餘的脂肪；茶葉中的茶胺酸與多種物質能分解脂肪。這款茶飲能發揮優越的減脂功效，使人保持苗條體態。

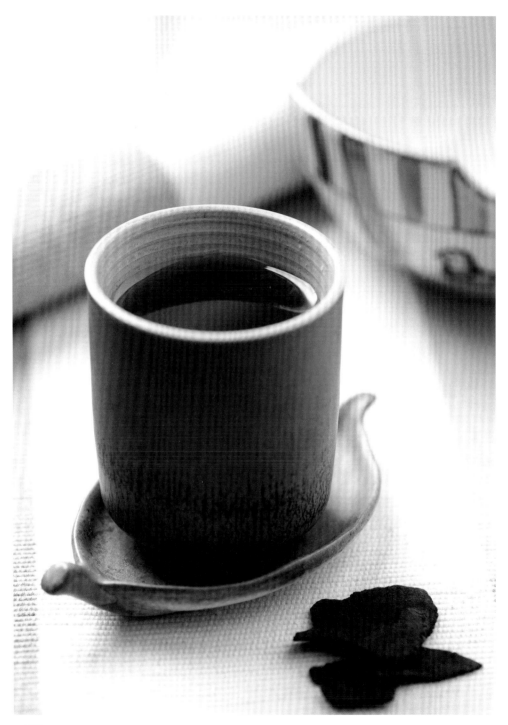

代謝力第一名的瘦身茶

何首烏澤瀉茶飲

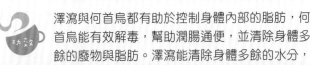

貼心小提醒

本茶飲具有較佳的利水代謝作用，腎臟虛弱患者要避免飲用。

🌿 {材料}

何首烏……9公克
澤瀉……9公克
丹蔘……9公克
綠茶葉……9公克

🥄 {作法}

1 何首烏、澤瀉、丹蔘洗淨。

2 將所有材料放入鍋中，加入300毫升清水，以大火煎煮。

3 煮好過濾渣質，即可取汁飲用。

澤瀉與何首烏都有助於控制身體內部的脂肪，何首烏能有效解毒，幫助潤腸通便，並清除身體多餘的廢物與脂肪。澤瀉能清除身體多餘的水分，改善水腫引起的肥胖症狀。綠茶葉中的茶胺酸與多種營養能分解與代謝脂肪。這款茶飲能使人體態結實，並改善代謝不良引起的臃腫、肥胖症狀。

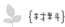 調養纖瘦體態美人茶

玫瑰荷葉茶 沖泡

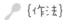 {材料}

粉玫瑰……4朵
決明子……5公克
荷葉……4公克

貼心小提醒

玫瑰與荷葉屬於寒性食材，腸胃不適者、容易腹瀉者、有胃腸潰瘍出血症狀及孕婦皆要避免飲用。

🥄 {作法}

1 將決明子放入鍋中炒至焦黃。

2 將粉玫瑰、決明子與荷葉放入杯中，沖入180毫升滾水，即可稍涼後取汁飲用。

 荷葉能夠清除水腫；玫瑰能消脂、幫助調整胃腸功能，有利於代謝多餘的脂肪；決明子有絕佳的潤腸功能，能促進消化與代謝。這款茶飲能發揮絕佳消脂功能，有利於瘦小腹，並改善水腫症狀。

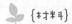

告別小腹婆的苗條茶

辣椒烏龍茶 泡 煮

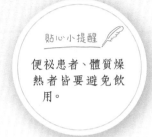

貼心小提醒

便祕患者、體質燥熱者皆要避免飲用。

🌿 【材料】

紅辣椒……2根
烏龍茶葉……4公克
冰糖……少許

🥄 【作法】

1 將辣椒去蒂，放入250毫升滾水中，以大火煎煮。

2 再次煮滾後熄火，加入烏龍茶葉充分浸泡，並加入冰糖，調勻後即可取汁飲用。

辣椒能殺菌與健胃，幫助燃燒脂肪，溫熱身體與促進血液循環，使身體多餘的脂肪獲得代謝；搭配具有燃脂功能的烏龍茶一起沖泡，能幫助分解多餘的脂肪。本茶飲溫熱中帶有辛辣又甘甜的口感，能改善肥胖小腹症狀，並提高身體的代謝力。

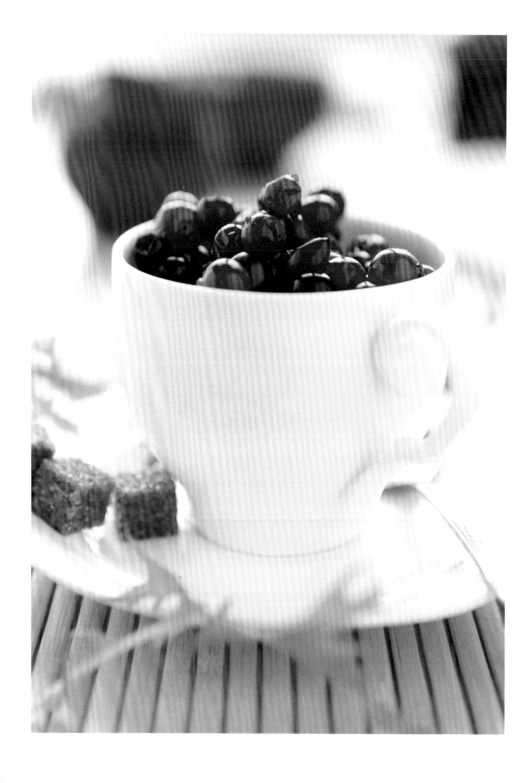

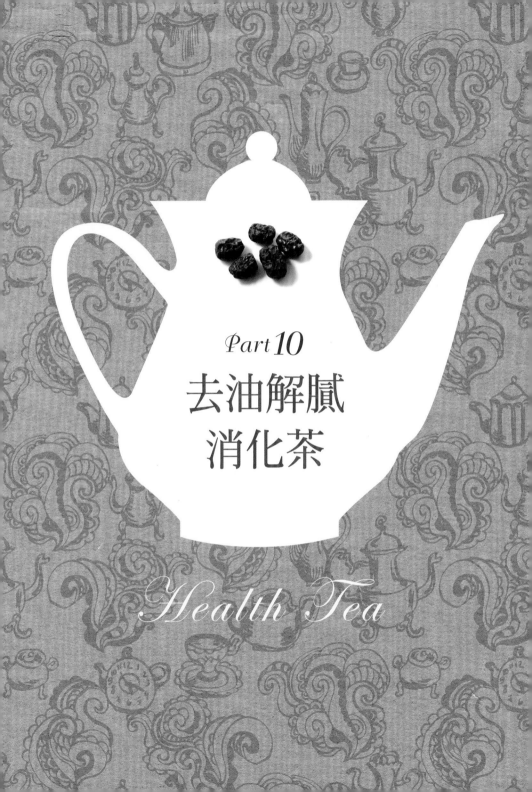

Part 10

去油解膩
消化茶

Health Tea

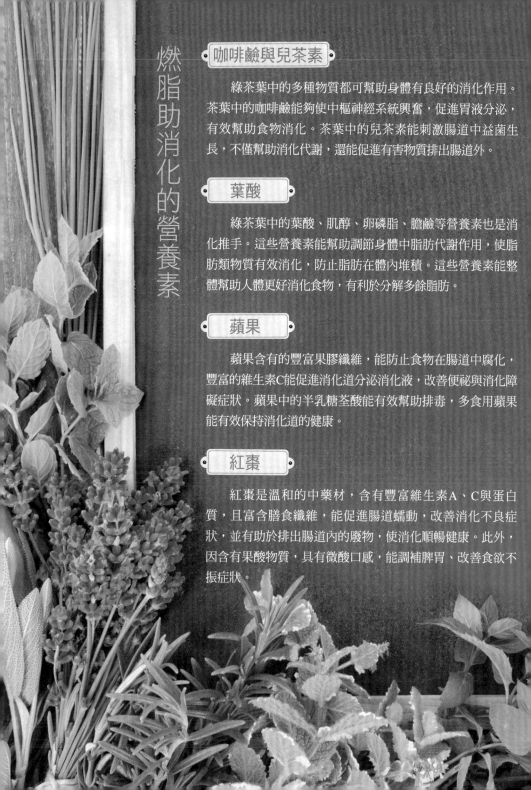

燃脂助消化的營養素

・咖啡鹼與兒茶素・

綠茶葉中的多種物質都可幫助身體有良好的消化作用。茶葉中的咖啡鹼能夠使中樞神經系統興奮，促進胃液分泌，有效幫助食物消化。茶葉中的兒茶素能刺激腸道中益菌生長，不僅幫助消化代謝，還能促進有害物質排出腸道外。

・葉酸・

綠茶葉中的葉酸、肌醇、卵磷脂、膽鹼等營養素也是消化推手。這些營養素能幫助調節身體中脂肪代謝作用，使脂肪類物質有效消化，防止脂肪在體內堆積。這些營養素能整體幫助人體更好消化食物，有利於分解多餘脂肪。

・蘋果・

蘋果含有的豐富果膠纖維，能防止食物在腸道中腐化，豐富的維生素C能促進消化道分泌消化液，改善便祕與消化障礙症狀。蘋果中的半乳糖荃酸能有效幫助排毒，多食用蘋果能有效保持消化道的健康。

・紅棗・

紅棗是溫和的中藥材，含有豐富維生素A、C與蛋白質，且富含膳食纖維，能促進腸道蠕動，改善消化不良症狀，並有助於排出腸道內的廢物，使消化順暢健康。此外，因含有果酸物質，具有微酸口感，能調補脾胃、改善食欲不振症狀。

應酬過後的調養聖手

耆精紅棗茶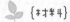

 {材料}

黃耆……12公克
黃精……10公克
紅棗……12顆

貼心小提醒

本茶飲非常溫和，
無特殊禁忌。

{作法}

1 將三種材料洗淨放入鍋中。

2 加入600毫升清水，以大火煎煮，煮約20分鐘，即可
取汁飲用。

功效 紅棗富含纖維質與維生素C，能促進消
化，幫助滋潤腸道；黃耆與黃精能滋補氣
血，促進血液循環，改善腸道的
消化力。對於過度減肥或消化不良引起的
胃弱或腸道消化功能障礙者，能發揮滋補
調養的功效。

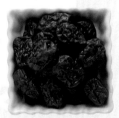

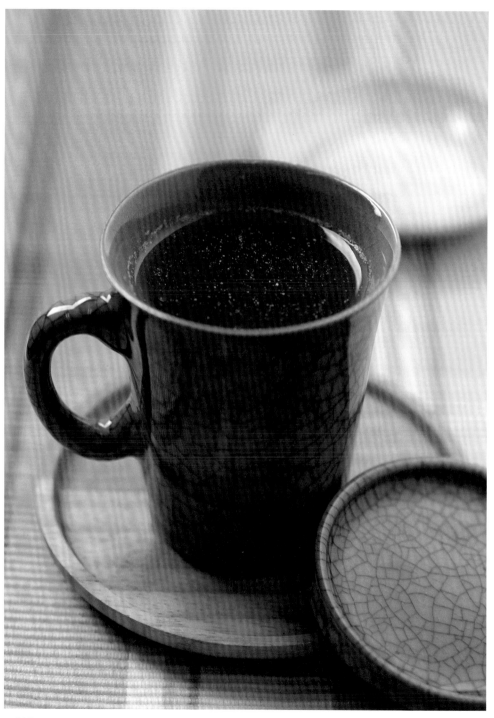

温和無負擔又健胃

茯苓蜜茶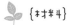

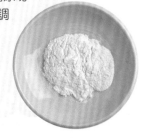

{材料}

白茯苓粉……5公克
蜂蜜……適量

貼心小提醒

茯苓具有絕佳的利尿功能，體質虛寒者、氣虛體弱者、頻尿與盜汗患者要避免飲用。

{作法}

1 將白茯苓粉放入鍋中，加入250毫升清水，以大火煎煮成茶飲。

2 煮好後放涼，加入蜂蜜調勻即可飲用。

功效

茯苓具有調整與強健脾胃的功能，能幫助改善消化不良症狀，對於改善食欲不振症狀也很有幫助。茯苓具有優越的利尿功能，能有效改善水腫症狀。加入蜂蜜一起調製成茶飲，能同時吸收蜂蜜中的寡糖營養，有利於促進腸道益菌生長，能整體調整、改善腸道消化不良的症狀。

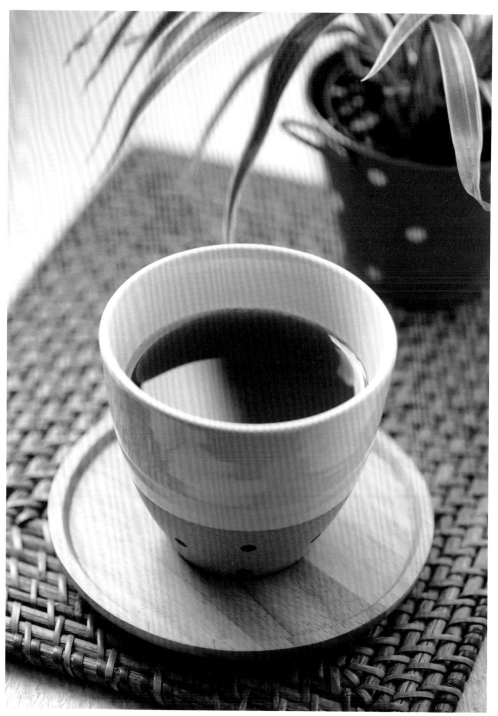

去除水腫消積滯

澤蘭紅豆茶

{材料}

紅豆……30公克
澤蘭……5公克

貼心小提醒

澤蘭與紅豆都有優越的
利尿作用。有頻尿症狀
者要避免飲用。

{作法}

1 將紅豆與澤蘭洗淨。

2 將兩樣材料放入鍋中,加入500毫升清水,以小火一
 起熬煮,將紅豆煮到熟軟,即可熄火取汁飲用。

澤蘭具有利水消腫的功效,與具有促進消
化與排毒效果的紅豆熬煮的茶飲,能
幫助活絡全身血液,有助於清除
身體淤積,不僅能夠消食解膩,還能幫
助去除身體多餘的水腫現象。建議連同
紅豆與澤蘭一起食用,能提高代謝消
化作用,對於改善便祕也很有幫助。

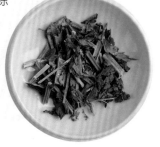

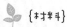

強健脾胃一級棒

甘草橘皮茶 沖泡

🌿 {材料}

橘皮……10公克
甘草……4公克

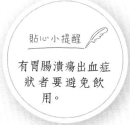

貼心小提醒 🖋

有胃腸潰瘍出血症狀者要避免飲用。

🥄 {作法}

1 橘皮洗淨，切碎；甘草洗淨。

2 將兩樣材料放入杯中，以250毫升滾水沖泡，5分鐘後即可取汁飲用。

甘草與橘皮沖泡的茶飲具有強健脾胃的功效，可改善脹氣、消化不良與嘔吐症狀。

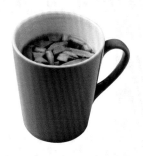

帮助肠胃蠕动消胀气

蘋果陳皮紅棗茶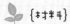

【材料】

蘋果……1個
山楂……5公克
紅棗……5顆
陳皮……2公克

貼心小提醒

身體氣虛者或有燥咳症狀者要避免飲用本茶飲，有吐血症狀、發熱症狀、口乾舌燥及便祕患者也要避免飲用。

🥄 【作法】

1 蘋果洗淨、去皮，放入果汁機，加水200毫升打成果汁備用。

2 將山楂、紅棗、陳皮洗淨，放入鍋中加300毫升水，以大火熬煮。

3 煮滾即可熄火、放涼，加入蘋果汁調勻即可飲用。

蘋果中含有果膠纖維，能潔淨胃腸；山楂與陳皮能促進消化；紅棗能促進消化道分泌消化液，並能促進腸道正常代謝。這款茶飲能提升腸道的消化力，改善消化不良症狀。

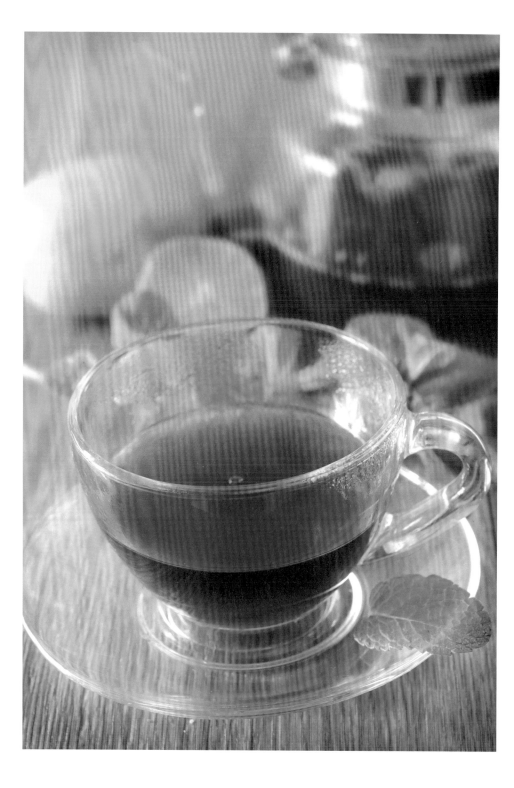

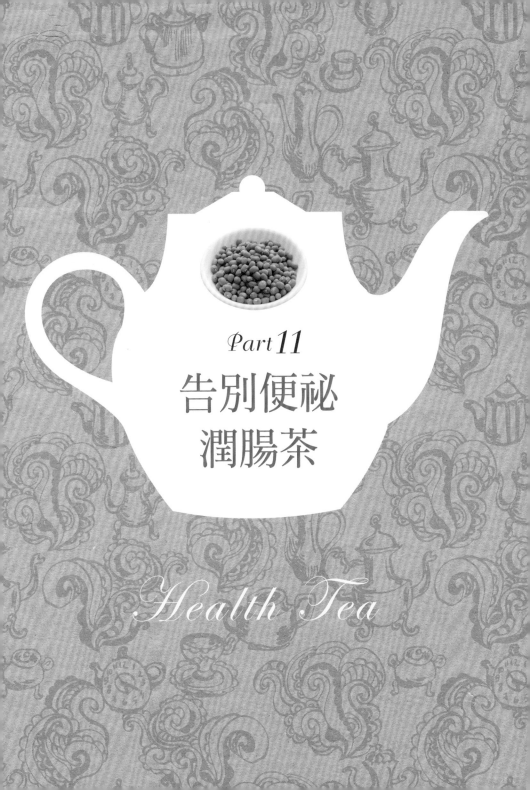

Part 11

告別便祕
潤腸茶

Health Tea

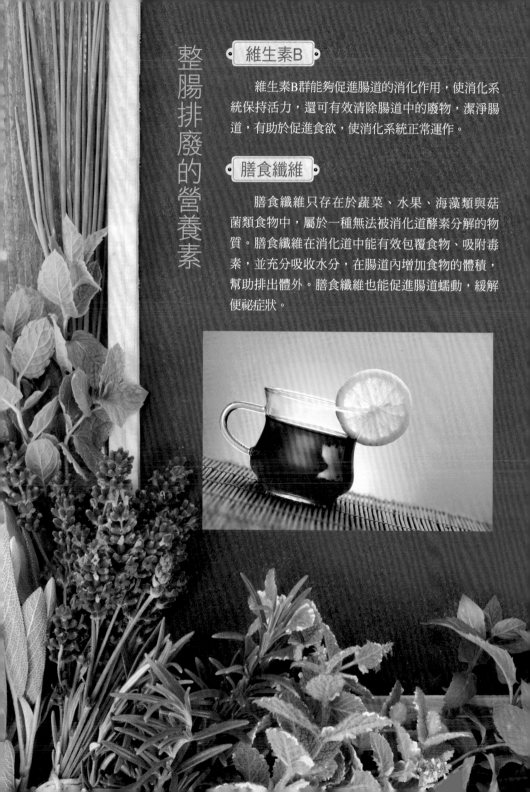

整腸排廢的營養素

維生素B

維生素B群能夠促進腸道的消化作用,使消化系統保持活力,還可有效清除腸道中的廢物,潔淨腸道,有助於促進食欲,使消化系統正常運作。

膳食纖維

膳食纖維只存在於蔬菜、水果、海藻類與菇菌類食物中,屬於一種無法被消化道酵素分解的物質。膳食纖維在消化道中能有效包覆食物、吸附毒素,並充分吸收水分,在腸道內增加食物的體積,幫助排出體外。膳食纖維也能促進腸道蠕動,緩解便祕症狀。

山楂

山楂含有豐富維生素C與蘋果酸，能促進胃腸分泌消化液，具有良好消化性，能幫助健胃消食，促進消化。山楂中的鈣質也很豐富，有助於調整體內的酸鹼值，促進腸道消化正常。山楂泡製的茶飲，也能幫助降低血脂肪與血壓。山楂的消食效果一流，對於食用過多肉類引起的便祕症狀特別有助益。選購山楂以果圓、皮色深紅光滑，營養較豐富。

梅子

梅子含有豐富維生素B群、多種礦物質群鐵、鈣、鉀，能幫助促進腸道新陳代謝；梅子的蘋果酸與酒石酸等多種有機酸物質，能幫助淨化血液，有效清潔腸道廢物。多食用梅子能幫助化解便祕，並有助於清除宿便。春天約三至五月是梅子收成的季節。

綠豆

綠豆具有清熱解毒的作用，經常食用綠豆可排除身體累積的毒素。多飲用綠豆湯能清熱解毒，並可提振胃腸活力。綠豆含有豐富的礦物質鉀，能幫助利水消腫，對於食物中毒與熱毒引起的腹瀉症狀具有優良的功效。綠豆中的膳食纖維也很豐富，能促進腸道蠕動，有助於改善便祕症狀。綠豆的選購要以顆粒飽滿、大小均勻、顏色鮮豔、富有光澤為佳。

絲瓜

絲瓜中含有豐富營養素如蛋白質、多種礦物質、維生素A、維生素C，自古以來就是有名的清熱解毒蔬菜，並具有活血通絡的作用，可幫助咽喉部位消腫化痰。絲瓜也能有效幫助人體保持活力，富含大量的維生素B_1，能促進代謝，維持人體的強健體能。絲瓜選購頭與尾均勻、瓜色翠綠、鮮嫩、瓜紋明顯、果實堅硬、手感沉重有彈性為佳。

改善燥熱的腸道上火現象

決明子綠豆茶 泡煮

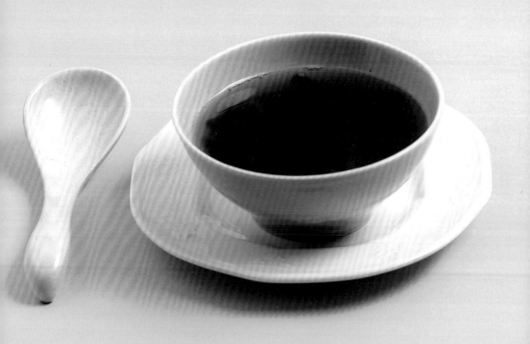

{材料}

決明子……80公克
綠豆……80公克

貼心小提醒

綠豆屬於比較涼性的食物，因此身體比較寒涼的人不適合食用過多。

{作法}

1 將決明子與綠豆洗淨。

2 兩者一起放入鍋中，加入800毫升清水，以小火煎煮，待綠豆煮軟後即可飲用。

綠豆可以清熱解毒並能清腸；決明子能幫助潤腸通便，飲用本茶飲能改善腸道代謝不順暢、幫助緩解便祕症狀。

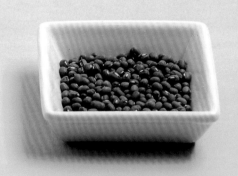

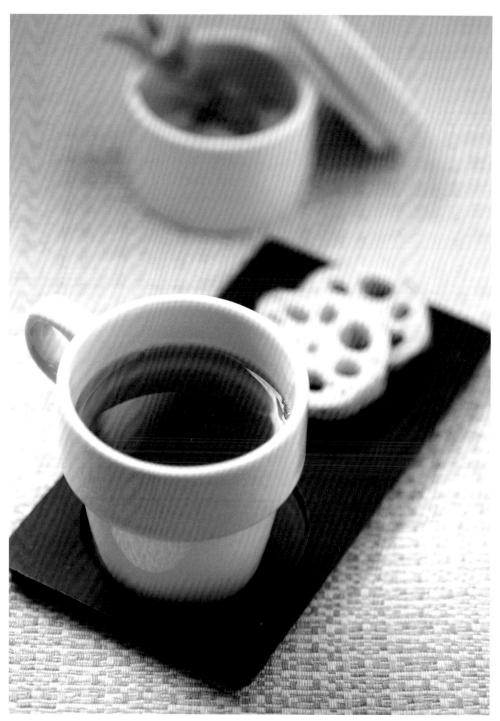

促進消化與代謝的優質茶飲

蓮藕桑茅茶

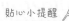
貼心小提醒

蓮藕、桑葉與茅根皆屬
性寒食材，脾胃虛寒者、
經期與痛經者皆要避
免飲用。

🌿 {材料}

蓮藕……25公克
桑葉……25公克
決明子……10公克
新鮮白茅根……25公克

🥄 {作法}

1 蓮藕洗淨、去皮、切小塊。

2 桑葉、決明子與白茅根洗淨，放入鍋中，加入600毫升
清水、蓮藕，以大火一起煎煮滾後，即可取汁飲用。

蓮藕中充滿維生素C、B群，並含有豐富膳食
纖維，這些都是促進消化與代謝的優質營養
素，對於改善便祕特別有助益；桑葉與白茅
根皆具有清熱解毒功效，亦可改善便祕症狀。

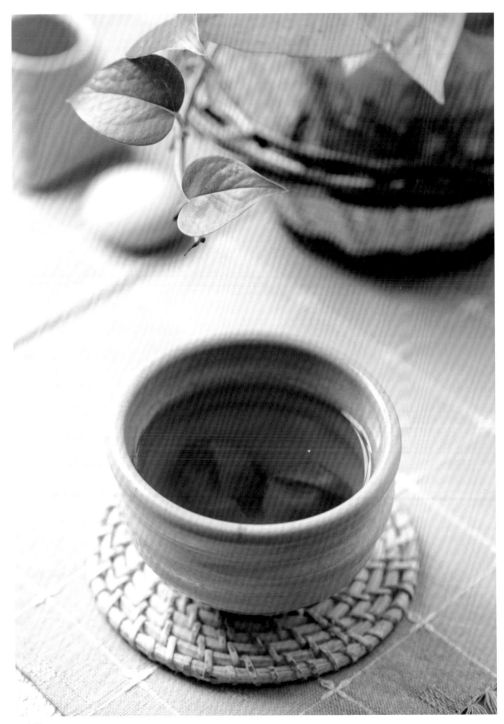

創造腸道益菌的溫和茶

梅子醋綠茶

 【材料】

綠茶粉……20公克
梅子……3顆
蘋果醋……20毫升

貼心小提醒

胃腸與十二指腸潰瘍患
者、腎炎患者或有月經痛
經症狀者皆要避免飲
用。

🥄 {作法}

1 將綠茶粉加入100毫升的熱開水中沖泡。

2 將梅子加入150毫升的熱開水中沖泡。

3 將綠茶汁與梅子水混合均勻,再加入蘋果醋,混合
  後即可飲用。

 梅子中含有維生素B群與維生素C,能促進
腸道代謝,含有豐富有機酸物質,能促進
消化系統的新陳代謝;搭配含有醋酸與酵
素的醋一起沖泡茶飲,能創造腸道益菌的數量,有
效化解腸道消化障礙,並幫助腸胃蠕動正常,改善
便祕症狀。這道茶飲也可幫助清除宿便。

滋潤腸道 & 清除消化障礙

芝麻牛奶茶

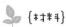 【材料】

黑芝麻……20公克
鮮奶……100毫升
紅茶葉……10公克
鹽……1公克

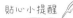 貼心小提醒

黑芝麻屬於高纖維食材，能夠促進代謝，但胃腸功能不良者，要避免飲用。

【作法】

1 將黑芝麻研磨成細末；鮮奶放入鍋中加熱。

2 將芝麻末加入鹽、50毫升開水攪拌成芝麻醬。

3 取芝麻醬放入杯中，加入紅茶葉，沖入熱鮮奶，攪拌均勻，即可取汁飲用。

 黑芝麻含有豐富膳食纖維，能促進腸道蠕動，維生素E與脂肪能發揮潤腸功效，與充滿礦物質群營養的牛奶一起沖泡成茶飲，能提高消化系統的代謝功能，有助於改善作息不正常引起的便祕與痔瘡症狀。

通腸消脹氣，強健脾胃

羅漢果山楂茶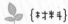

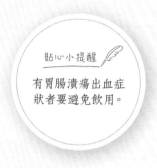

貼心小提醒

有胃腸潰瘍出血症
狀者要避免飲用。

🌿 {材料}

山楂……5公克
羅漢果……6公克
甘草片……1公克

🥄 {作法}

1 將所有材料研磨成細粉後，加入250毫升的滾水沖泡。

2 靜置約5分鐘後即可飲用。

山楂能促進消化；甘草能健脾胃，幫助改善脹氣
與消化不良症狀；羅漢果有清熱解毒及潤肺通腸
的功效，能改善秋天乾燥引起的乾咳。

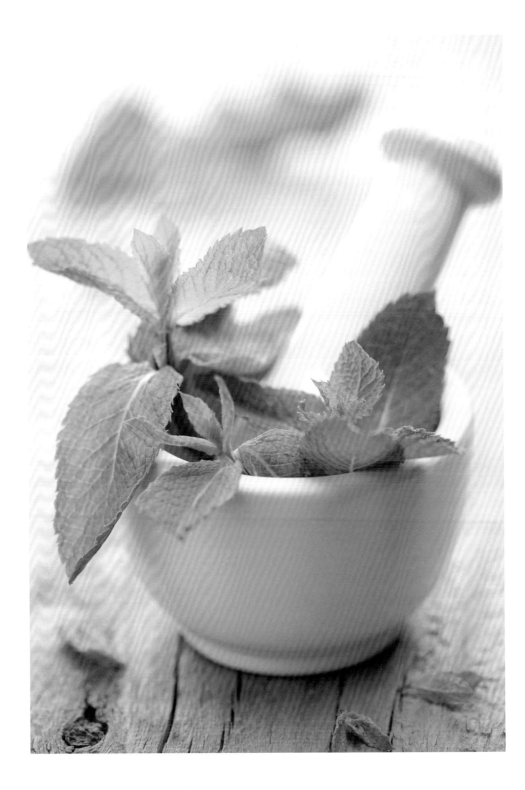

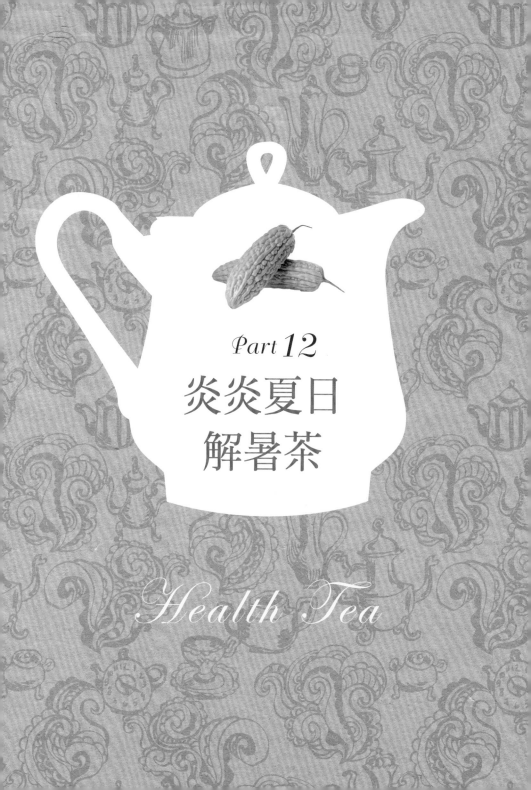

Part 12

炎炎夏日
解暑茶

Health Tea

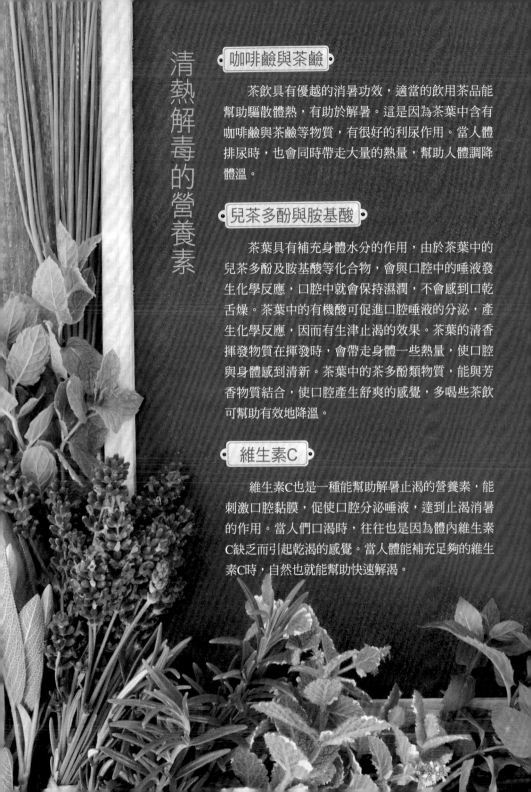

清熱解毒的營養素

咖啡鹼與茶鹼

茶飲具有優越的消暑功效，適當的飲用茶品能幫助驅散體熱，有助於解暑。這是因為茶葉中含有咖啡鹼與茶鹼等物質，有很好的利尿作用。當人體排尿時，也會同時帶走大量的熱量，幫助人體調降體溫。

兒茶多酚與胺基酸

茶葉具有補充身體水分的作用，由於茶葉中的兒茶多酚及胺基酸等化合物，會與口腔中的唾液發生化學反應，口腔中就會保持濕潤，不會感到口乾舌燥。茶葉中的有機酸可促進口腔唾液的分泌，產生化學反應，因而有生津止渴的效果。茶葉的清香揮發物質在揮發時，會帶走身體一些熱量，使口腔與身體感到清新。茶葉中的茶多酚類物質，能與芳香物質結合，使口腔產生舒爽的感覺，多喝些茶飲可幫助有效地降溫。

維生素C

維生素C也是一種能幫助解暑止渴的營養素，能刺激口腔黏膜，促使口腔分泌唾液，達到止渴消暑的作用。當人們口渴時，往往也是因為體內維生素C缺乏而引起乾渴的感覺。當人體能補充足夠的維生素C時，自然也就能幫助快速解渴。

蓮藕

蓮藕中含有豐富的蛋白質與脂肪，及豐富的礦物質、維生素群。蓮藕性涼，能有效幫助人體清熱解毒與涼血，也能健胃。由於蓮藕的蛋白質與多種維生素非常豐富，能同時消暑與滋補，是優質的消暑食材。選購以肥短為佳，最好是藕節粗且短。

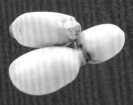

苦瓜

苦瓜味苦、性寒，非常適合夏日食用。苦瓜含有豐富維生素C，能促進胃腸消化，幫助生津止渴；苦瓜有清熱解毒的功效，能幫助清除上火症狀。由於苦瓜也是豐富蛋白質的來源，除了解毒之外，也是強健體能的好食物。選購以顆粒大且飽滿的較為不苦。

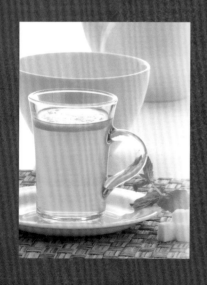

多汁＆降溫的好選擇

蓮藕蘆薈綠茶 泡煮

🌿 {材料}

蘆薈……50公克
蓮藕……50公克
綠茶葉……3公克
冰糖……10公克

貼心小提醒

脾胃虛寒者、女性生理
經期與痛經者、孕婦，
要避免飲用。

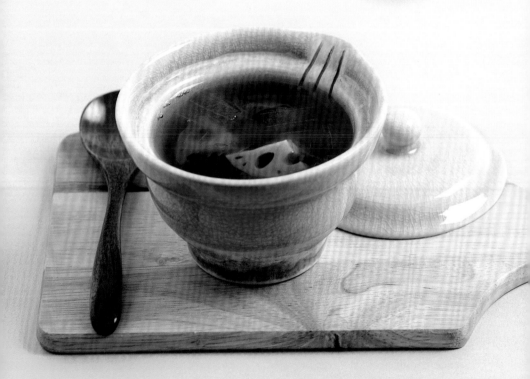

{作法}

1 將蘆薈去皮，取出果肉。

2 蓮藕洗淨、去皮，切大塊。

3 將蓮藕與蘆薈放入鍋中，加入300毫升清水，以大火煮滾。

4 改成小火，加入冰糖，溶解後熄火，加入綠茶葉沖泡即可取汁飲用。

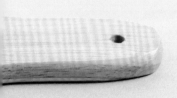
蓮藕中的天門冬素能幫助消除疲勞，充足的水分能調節、緩解身體的壓力；蘆薈能發揮解毒作用，幫助促進消化；綠茶中的多種營養成分能幫助驅逐暑熱，有利於調降體熱。這款茶飲能攝取到天然食材的豐富水分與礦物質，使人保持清涼、鎮定。

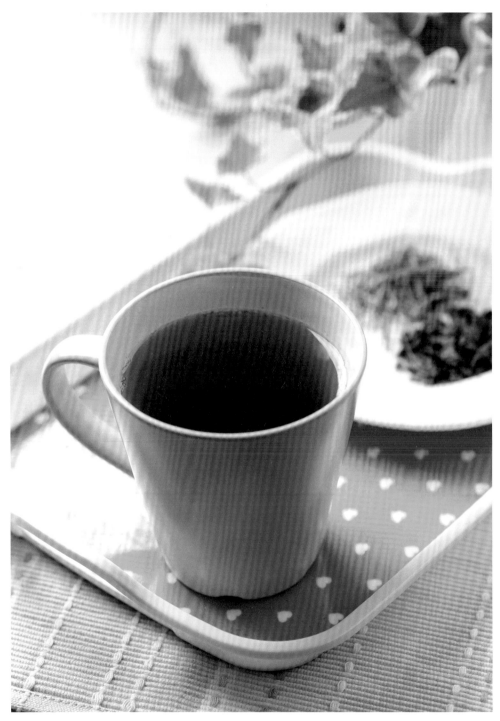

清涼利水的鎮靜茶

薄荷茅根茶

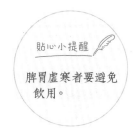
貼心小提醒

脾胃虛寒者要避免飲用。

{材料}

薄荷葉……40公克
新鮮茅根……100公克
冰糖……20公克

{作法}

1 將薄荷葉與茅根洗淨,放入鍋中,加入200毫升清水,以大火煮滾。

2 改小火煮,煮約1小時後加入冰糖,充分溶解後即可熄火,取汁飲用。

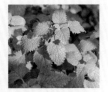

薄荷具有清熱解毒的功效,清新的薄荷腦能消除暑熱引起的頭痛症狀,也能幫助身體調降溫度;茅根具有優越的利水作用,能幫助消除火氣,也具有優越的退熱功效,能緩解暑熱,有效清除身體多餘的毒素與熱氣。兩者一起烹煮成茶飲,能有效改善夏日時節的上火症狀,適合冰鎮飲用。

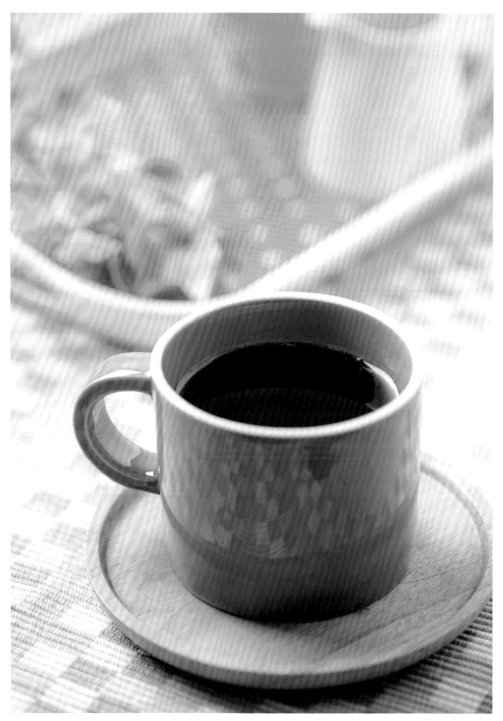

清火解毒的抗熱茶

蒲公英茶

🌿 {材料}

乾燥蒲公英……8公克

🥄 {作法}

1 將乾燥蒲公英洗淨，放入杯中，加入250毫升煮沸滾水
沖泡。

2 蓋上杯蓋，靜置5分鐘後即可飲用。

這是一款只要運用沖泡方式就可飲用的夏日茶
飲，帶有些微甘甜口感，具有絕佳的消暑功效。
蒲公英能夠促進代謝，幫助降火氣，有利於生津
止渴。蒲公英也能調降膽固醇，並溫和消除夏日暑熱帶來
的疲勞。蒲公英的氣味非常清香，不僅現泡後溫熱飲用很
適合，亦可冷藏飲用，享受冰涼、清新的風味。這款茶飲
也很適合上班族在辦公室隨時沖泡，隨時享受調節暑熱的
清爽感受。

清毒助消化的涼血茶

仙草苦瓜茶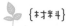

 {材料}

仙草……150公克
苦瓜……80公克
冰糖……30公克

貼心小提醒

體質虛寒者、手腳冰冷者、容易腹瀉、畏寒症狀者、腸胃敏感者，要避免飲用。

{作法}

1 將苦瓜洗淨、去蒂，切大塊；仙草洗淨。

2 將仙草與苦瓜放入鍋中，加入2000毫升水，以大火煮滾。

3 改小火再繼續煮90分鐘，煮好後加入冰糖，溶解後即可熄火，取汁飲用。

苦瓜能解毒，幫助清除上火症狀，有助於促進胃腸消化，有利於清掃身體堆積的毒素；仙草具有清爽的香味，及解熱消暑、涼血的功效，能幫助降火氣，對於中暑症狀特別有功效。

排毒降火的消暑茶

苦草白花茶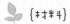

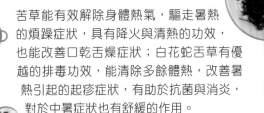

貼心小提醒

苦草與白花蛇舌草皆屬
於涼性藥材，體質虛寒
者、懷孕中的女性，要
避免飲用。

🌿 {材料}

苦草⋯⋯40公克
白花蛇舌草⋯⋯80公克
冰糖⋯⋯10公克

🥄 {作法}

1 將乾燥的苦草與白花蛇舌草洗淨，放入鍋中。

2 放入2000毫升水，以大火煎煮，煮滾後改成小火煮
　1小時。

3 加入冰糖，待溶化後即可熄火，再取汁飲用。

苦草能有效解除身體熱氣，驅走暑熱
的煩躁症狀，具有降火與清熱的功效，
也能改善口乾舌燥症狀；白花蛇舌草有優
越的排毒功效，能清除多餘體熱，改善暑
熱引起的起疹症狀，有助於抗菌與消炎，
對於中暑症狀也有舒緩的作用。

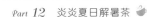

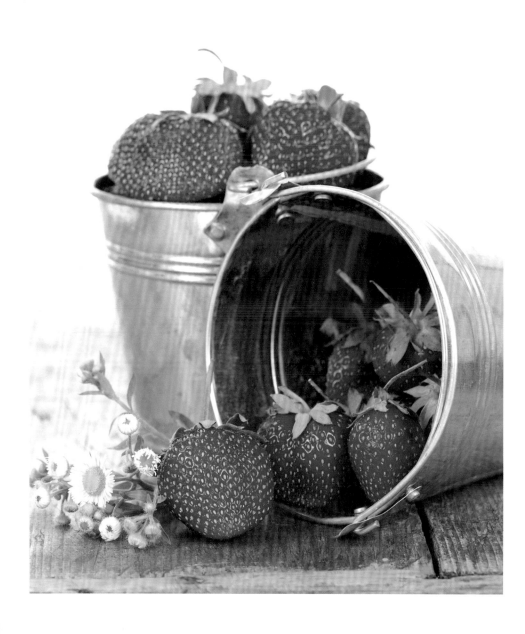

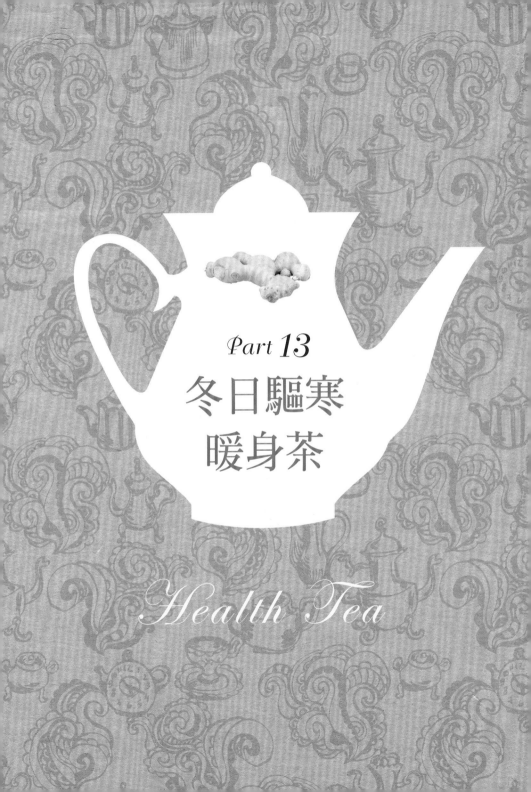

Part **13**

冬日驅寒
暖身茶

Health Tea

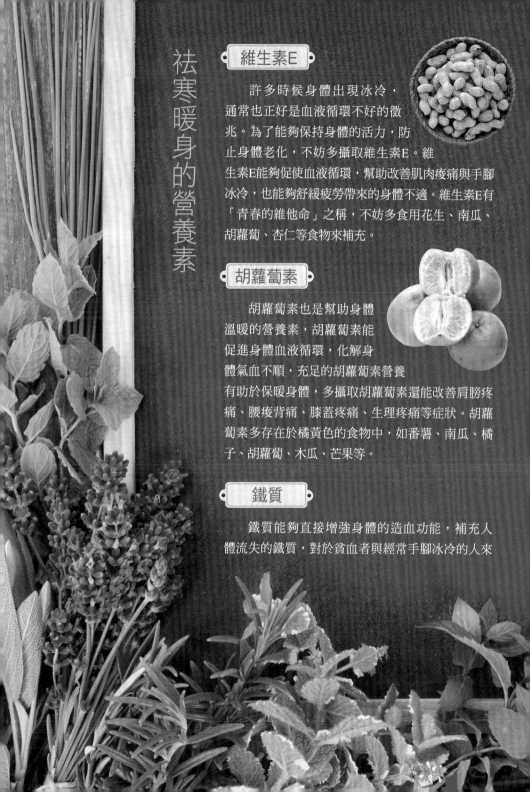

祛寒暖身的營養素

維生素E

許多時候身體出現冰冷，通常也正好是血液循環不好的徵兆。為了能夠保持身體的活力，防止身體老化，不妨多攝取維生素E。維生素E能夠促使血液循環，幫助改善肌肉痠痛與手腳冰冷，也能夠舒緩疲勞帶來的身體不適。維生素E有「青春的維他命」之稱，不妨多食用花生、南瓜、胡蘿蔔、杏仁等食物來補充。

胡蘿蔔素

胡蘿蔔素也是幫助身體溫暖的營養素，胡蘿蔔素能促進身體血液循環，化解身體氣血不順，充足的胡蘿蔔素營養有助於保暖身體，多攝取胡蘿蔔素還能改善肩膀疼痛、腰痠背痛、膝蓋疼痛、生理疼痛等症狀。胡蘿蔔素多存在於橘黃色的食物中，如番薯、南瓜、橘子、胡蘿蔔、木瓜、芒果等。

鐵質

鐵質能夠直接增強身體的造血功能，補充人體流失的鐵質，對於貧血者與經常手腳冰冷的人來

說，鐵質的補充特別重要。鐵質能溫熱身體，具有補虛、補血與補氣功效，同時更有驅寒效果，特別適合冬季時攝取。

　　充足的鐵質能使身體血氣暢通，避免因受寒而導致氣血循環受阻，造成手腳冰冷。菠菜、黑芝麻、蘋果、荔枝、櫻桃、柚子、桂圓、紅棗等食物都含有豐富鐵質，能夠幫助溫暖身體，促進血液循環，驅逐寒氣。

薑

　　容易受寒的人不妨多食用些生薑。生薑中含有辛辣與芳香的揮發油，並含有薑油酮及薑辣素，能幫助擴張末梢毛細血管的作用，使淤積受阻的血液活絡暢通，重新回復正常流暢的循環狀態，使身體溫熱起來。

　　薑還有優越的殺菌效果，能幫助消炎抗菌，在感冒時運用生薑煮紅糖薑茶，能有效幫助消除風寒，也能有效的溫熱身體。

杏仁

　　杏仁也是一種優良的溫熱食物，含有脂肪與蛋白質，並有鈣、鉀、鎂、維生素E等營養物質。杏仁能促進血液循環，防止氣血受阻，也能修復身體組織與細胞。多食用杏仁能滋潤內臟與胃腸，使人保持青春活力。

　　杏仁也能有效保護心臟與血管，杏仁中含有低飽和脂肪酸與維生素E，能有效降低膽固醇含量，減低心臟病發病機率，對於維護心血管的健康有很好的功效。

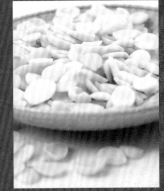

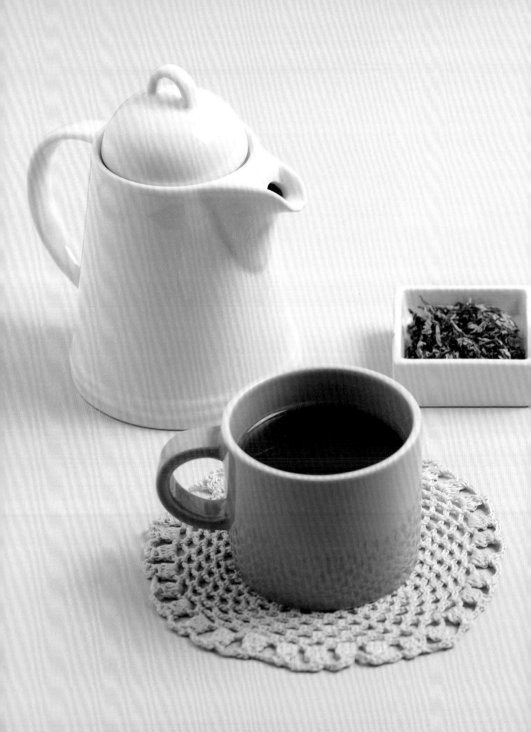

暖身效果一流的艾草

艾草紅棗茶 泡煮

🌿 {材料}

艾草……120公克
紅棗……20顆

貼心小提醒 🪶

懷孕中的女性要避免飲用。

🥄 {作法}

1 將紅棗與艾草洗淨。

2 將紅棗與艾草放入鍋中，加入400毫升水，以大火泡煮。

3 煮滾後改小火煮20分鐘，即可熄火，倒入杯中取汁飲用。

功效 艾草中充滿各種精油成分，向來是老祖宗用來溫熱身體的良品。艾草主要能改善虛寒體質，幫助促進身體血液循環，對於四肢手腳冰冷症狀，具有舒緩改善的功效。搭配充滿鐵質與纖維質的紅棗一起煎煮成茶飲，還能幫助清潔血管，促進血液循環，改善身體因氣血不順引起的肩膀僵硬與肌肉痠痛症狀。

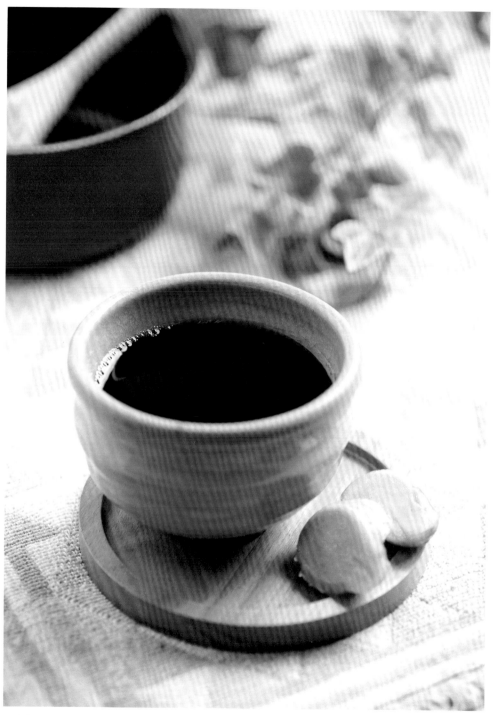

改善手腳冰冷又補血

檸檬黑糖生薑茶

🌿 {材料}

檸檬……1個
紅茶葉…3公克
生薑……20公克
黑糖……5公克

貼心小提醒 🖋

肺炎患者、肺結核患者、
胃潰瘍患者、膽囊炎、糖
尿病或痔瘡患者，宜避
免飲用。

🥄 {作法}

1 檸檬洗淨、切半，擠汁備用。

2 將紅茶葉放入鍋中，加入生薑與黑糖，並加入250毫升清
水，以大火泡煮。

3 煮滾後改成小火，煮5分鐘即可熄火，調入檸檬汁攪拌均
勻即可取汁飲用。

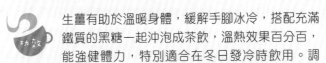

生薑有助於溫暖身體，緩解手腳冰冷，搭配充滿
鐵質的黑糖一起沖泡成茶飲，溫熱效果百分百，
能強健體力，特別適合在冬日發冷時飲用。調
入檸檬汁一起飲用風味更佳，因為檸檬中的維生素C能消
除疲勞，並有助於促進血液循環，這款茶飲不僅能溫暖身
體，也能使人恢復紅潤光澤的氣色。

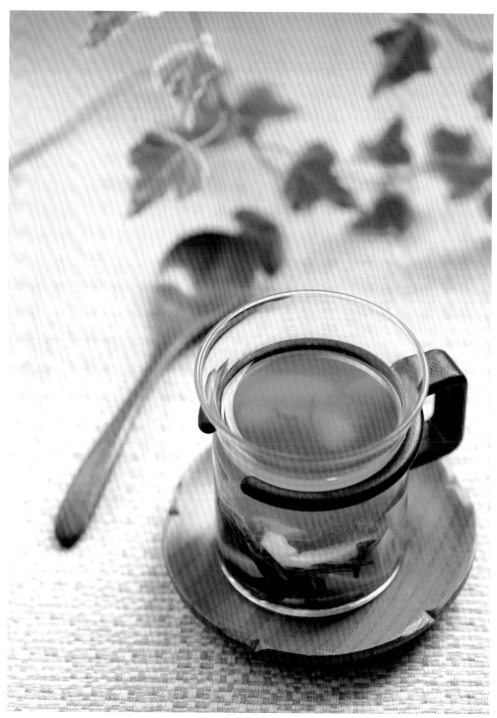

驅走寒意除積冷

柚皮蜜茶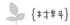

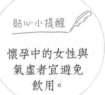
貼心小提醒

懷孕中的女性與
氣虛者宜避免
飲用。

🌿 {材料}

柚子皮……1/2個
綠茶葉……3公克
蜂蜜……2大匙

🥄 {作法}

1 將柚子皮洗淨,切小塊。

2 將柚子皮與綠茶葉放入杯中,加入250毫升滾水沖泡。

3 加入蜂蜜,調勻即可取汁飲用。

柚子皮上面布滿精油成分,自古就是人們
驅寒的天然食材。柚子皮能促進血液循
環,驅除身體的寒冷,幫助消除疲勞,
改善身體手腳冰冷,對於感冒症狀也具有功效。搭
配蜂蜜一起飲用,能發揮滋潤、修護身體內臟的功
效,經常飲用能使身體強健、溫暖,也能增強身體
的免疫力。

滋補升溫又活血

丹蔘黃精茶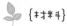

🌿 {材料}

黃精……10公克
丹蔘……10公克
綠茶葉……5公克

貼心小提醒

脾胃虛弱者、咳嗽並有痰多症狀者，宜避免飲用本茶飲。

🥄 {作法}

1 將黃精與丹蔘研磨成粉末狀。

2 將黃精與丹蔘放入杯中，加入茶葉，以200毫升滾水沖泡，靜置約10分鐘即可取汁飲用。

黃精具有補氣、養血與強健精力的作用，有助於改善貧血引起的虛冷，並消除倦怠疲勞感；丹蔘具有活血的作用，也有安定情緒的功效。這款茶飲也能滋潤肺部與腎臟，使虛弱的體能強健、溫暖。

品嘗濃郁的異國風味

杏仁肉桂紅茶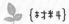

🌿 {材料}

紅茶葉……5公克
杏仁粉……1大匙
肉桂粉……2公克
冰糖……少許

貼心小提醒

懷孕中的女性、有口乾
舌燥症狀者、身體燥
熱症狀者,宜避免
飲用。

🥄 {作法}

1 將紅茶葉放入鍋中,加入250毫升清水,以大火泡煮。

2 煮滾後改成小火,加入杏仁粉與肉桂粉,攪拌均勻。

3 再次煮滾,加入冰糖,調勻後即可取汁飲用。

杏仁含有豐富維生素E與維生素B群營養,
能幫助促進血液循環,有效驅逐身體的寒
冷;杏仁的纖維質也很豐富,能有效整
腸,使腸道消化代謝順暢良好;肉桂能溫暖身體,
促進血液循環,同時能發揮補氣的功效,這款充滿
堅果與香料香氣的茶飲能驅走寒冷,非常適合冬日
下午飲用,也能有效改善貧血。

Q：

頸椎出問題是老化還是病變？
是姿勢不良還是其他病因引起的？

不論痠麻 · 抽痛 · 頭暈 · 噁心等症狀，本書一次解答！

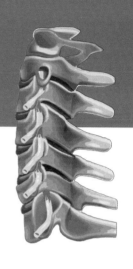

想知道頸椎是否出了問題，自然得先了解頸部的結構，還有它擔負的責任、功能，才能夠清楚知道，身體上的一些病痛是不是頸椎症候群所造成的！

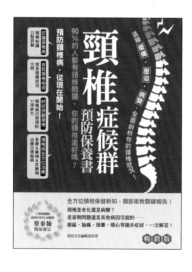

伸展軀體，愛護頸椎，別再做低頭族！

★ 頸椎知識22點詳解
★ 常見頸椎狀況15問
★ 頸椎症候群日常預防11項妙方
★ 食療&藥物&非藥物治療25項指南

全方位頸椎保健新知，
頸部衛教關鍵報告！

頸椎症候群患者宜喝的藥茶

所謂藥茶是將中藥材經過煎煮或沖泡而成的茶飲，簡單、方便又可對症下藥，不失爲忙碌的上班族保養身體的好方法。

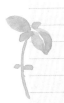

杜仲茶

配方：杜仲6公克，綠茶3公克。

做法：將杜仲研磨成粗末，與綠茶一起放入茶杯中，倒入沸水沖泡，蓋上蓋子燜10分鐘，每日一劑。

效用：補肝益腎，強化筋骨。

川芎活血茶

配方：川芎5公克，茶葉10公克。

做法：水煎，飯後熱服。

效用：行氣活血，緩解疼痛。

木瓜南五加茶

配方：木瓜20公克，南五加12公克，炙甘草6公克。

做法：藥材加水500毫升，煎煮15分鐘後便可飲服，每日一劑。

效用：疏筋活絡，和胃化濕。適用於因濕邪引起的關節疼痛、頸部不適等。

喝藥茶須注意事項

1 先諮詢醫師，依照病情與體質飲用。

2 適量飲用，根據配方比例調配，按照指示的時間、方式及份量飲用。

3 勿與西藥搭配服用，以免發生不良的化學反應。

★摘錄自《頸椎症候群預防保養書》（漢欣文化出版）

國家圖書館出版品預行編目資料

養生瘦身保健茶/簡芝妍著. -- 初版. --
新北市：漢欣文化事業有限公司, 2022.10
160面 ; 21X15公分. -- (健康隨身書 ; 5)
ISBN 978-957-686-840-5(平裝)

1.CST: 食療 2.CST: 茶食譜

418.915   111012010

健康隨身書 5

養生瘦身保健茶

作　　　者 / 簡芝妍

審　　　訂 / 張家蓓

封 面 設 計 / 陳麗娜

執 行 美 編 / 陳麗娜

封 面 插 畫 / 橘子

攝影 · 圖片 / 數位美學 賴光煜 · shutterstock

出 　版　 者 / 漢欣文化事業有限公司

地　　　址 / 新北市板橋區板新路206號3樓

電　　　話 / 02-8953-9611

傳　　　真 / 02-8952-4084

郵 撥 帳 號 / 05837599 漢欣文化事業有限公司

電 子 郵 件 / hsbookse@gmail.com

四 版 一 刷 / 2022年10月